Alzheimer's Disease

阿尔茨海默病
早期预防实用技术研究

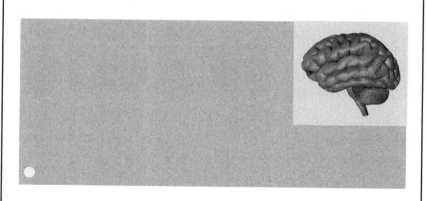

针对阿尔茨海默病的危险因素，提出了早期预防阿尔茨海默病的方法。证据主要来自国内外文献的循证、干预研究实践、多个案例分析的经验总结，通过结合中国实际，形成了该指南。

徐勇
谭琪 | 著

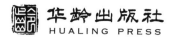

华龄出版社
HUALING PRESS

责任编辑：董　巍
责任印刷：李未圻

图书在版编目（CIP）数据

阿尔茨海默病早期预防实用技术研究／徐勇，谭琪
著．－－北京：华龄出版社，2019.12
ISBN 978－7－5169－1607－0

Ⅰ．①阿… Ⅱ．①徐…②谭… Ⅲ．①阿尔茨海默病
—预防（卫生） Ⅳ．①R749.101

中国版本图书馆 CIP 数据核字（2019）第 298226 号

书名：阿尔茨海默病早期预防实用技术研究
作者：徐勇 谭琪 著

....

出 版 人：胡福君
出版发行：华龄出版社
地　　址：北京市东城区安定门外大街甲 57 号　　邮编：100011
电　　话：010—58122241　　　　　　　　传真：010—84049572
网　　址：http：//www.hualingpress.com

....

印　　刷：三河市华东印刷有限公司
版　　次：2020 年 7 月第 1 版　　2020 年 7 月第 1 次印刷
开　　本：710×1000　1/16　　　　　　　印张：6.5
字　　数：80 千字
定　　价：48.00 元

....

目 录
CONTENTS

一、前　言

本书主要针对阿尔茨海默病的预防。

阿尔茨海默病是一种发生在老年期的慢性、进行性痴呆，阿尔茨海默病目前病因不明，还没有效果明确的治疗方法，早期预防具有极其重要意义。

本书根据国内外重要研究成果，主要针对阿尔茨海默病的危险因素，提出了早期预防阿尔茨海默病的方法。

本书最重要的观点：

1. 阿尔茨海默病首要的是预防。阿尔茨海默病并不是衰老的必然结果，只要积极采取多种综合预防措施，完全可以加以预防或延缓。

2. 阿尔茨海默病在脑内，但问题出在脑外。阿尔茨海默病是多种复杂因素引起的，我们认为缺乏家庭社会交流与亲情温暖的良性刺激是第一大因素（贡献大约40%），缺乏认知训练贡献大约20%，缺乏全面营养贡献大约20%，患其他疾病贡献大约10%，携带易感基因贡献大约10%，阿尔茨海默病的预防要针对这些危险因素，根据老年个体化特点，进行个体化预防。

3. 大脑作为生物体一部分，就是一种典型的和天然的自组织系统，大脑能利用从外界摄取的物质和能量组成自身的具有复杂功能的有机体，并且在一定程度上能自动修复缺损和排除故障，以恢复正常的结构和功能。但对老年人来说，随着年龄增加，大脑自动修复缺损和排除故障的能力在下降，同时我们认为，大脑神经细胞与人体其他细胞不同，大脑神经细胞要维持其功能，除了一般细胞所需要的各种物质营养外，还需要充分的"信息"营养。信息刺激是维持大脑神经细胞正常功能的极其重要的因素。对于老年人大脑这个自组织系统来说，要预防和延缓大脑认知功能衰退，要在保障生理物质营养的基础上，需要充分经常良性的信息刺激，最好是多种形式和多通道的刺激，这样才能达到最佳效果。

4. 阿尔茨海默病的预防要个人—家庭—社区—政府共同协作，个人要有意愿，家庭要提供支持，社区要创造良好环境，政府要制订积极政策，才能达到全面预防目标。

5. 提高老年人预防意愿，促进老年人积极主动开展预防是做好痴呆预防的关键。

要做好健康教育，要晓之以理、动之以情、诱之以利、胁之以威、导之以行、持之以恒，只有全面提高老年人的预防意愿，才能把痴呆预防措施落到实处。

本书的证据主要来自国内外文献的循证、干预研究实践、多个案例分析的经验总结，通过结合中国实际，形成了该指南。由于目前研究的局限，相关证据还不完全，仅供家庭和社会开展阿尔茨海默病预防时参考，我们将根据最新研究成果进一步完善。

二、阿尔茨海默病概述

阿尔茨海默病虽然不是衰老的必然结果，但人的认知能力会随着年龄的增加逐渐衰退（见图1）。随着年龄的增加，阿尔茨海默病发病风险逐渐增加，因此，阿尔茨海默病是一种老年性疾病。

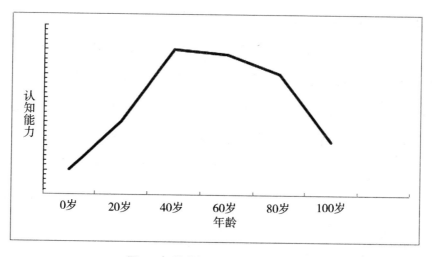

图1　年龄增加与认知能力的变化

阿尔茨海默病是老年痴呆的一种，它是老年期常见的一组慢性、进行性精神衰退性疾病。目前认为，阿尔茨海默病是由于慢性或进行性大脑损害引起的高级大脑功能障碍的一组症候群，是患者在意识清醒的状态下出现的持久的全面的智能减退，表现为记忆力、计算力、判断力、注意力、抽象思维能力、语言功能减退，情感和行为障碍，独立生活和工作能力丧失。

由于阿尔茨海默病是一种严重的智力致残症，目前尚没有有效的治疗方法。病人从轻度记忆与认知障碍到最后完全丧失生活自理能力，要经历几年甚至几十年，这对病人和家属都是一个极其痛苦的过程，给个人、家庭和社会造成了严重的经济、心理和社会负担。

阿尔茨海默病由于病因不明，导致人们对其知晓率低。我们调查显示，有50%以上的阿尔茨海默病人亲属认为，阿尔茨海默病只是自然衰老的结果，而不认为是一种疾病。特别是在农村，接受治疗的人很少，而采取早期预防，恰恰是世界公认的预防和延缓阿尔茨海默病发生的有效措施。

随着人类平均寿命的逐渐变长，阿尔茨海默病的影响在全球也迅速扩大。目前全世界有4千多万名患者，而到2030年时这一数字预计将增加到7000万（见图2）。除非能够找到突破性的疗法，否则到那时，85岁以上人口中每2–3人就将有1名阿尔茨海默病患者。即使一个人能逃过该病，他的亲朋好友中几乎也会有阿尔茨海默病患者。这些患者无法记住几分钟前发生的事情，生活几乎不能自理，需要24小时不间断地照顾。2015年，全球与阿尔茨海默病相关的花销超过8000亿美元，这相当于全世界排名第18位的经济体的国内生产总值。

目前正在开发的新药的临床试验绝大部分都集中在治疗已经出现症状的患者，这些患者已有了记忆力减退、思维混乱、沟通障碍等症状，并开始逐渐丧失独立生活的能力。在过去的5年中，研究人员逐渐转向更早期的患者，他们的大脑中已经有了β淀粉样蛋白沉积，记忆力只是稍有减退或者没有问题。但还需要针对更早的、β 淀粉样蛋白沉积尚未出现的人群。

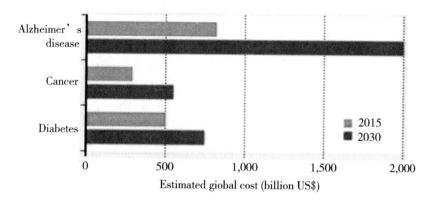

图2　2030 年，全球预计阿尔茨海默病患病人数将超过 7000 万人，

治疗花费将高达约 2 万亿美元（图片来源：《自然》）

根据《自然》杂志的研究报告，2030 年，全球预计阿尔茨海默病患病人数将超过 7000 万人，治疗花费将高达约 2 万亿美元，而癌症和糖尿病的费用增长比阿尔茨海默病要少得多。

我国是世界上老年人口最多、增长最快的国家之一，也是阿尔茨海默病的高危国家。2010 年，我国 60 岁以上老年人已达 1.7 亿，占总人口的 12.7%。根据预测 2030 年我国 60 岁以上人口将达 4.09 亿，如果不加以有效预防和控制，到 2030 年我国将有 2160 万阿尔茨海默病患者，不仅大大增加医疗和社会服务成本，而且还将给我国社会经济发展造成严重影响。因此，如何早期预防痴呆的发生，是今后的关键。

目前国内外有关阿尔茨海默病临床治疗研究的一些结果令人失望，还没有有效治疗方法。对于阿尔茨海默病的预防，美国 Neal D. Barnard 等 2014 年发布了《阿尔茨海默病饮食与生活方式预防指南》（*Dietary and lifestyle guidelines for the prevention of Alzheimer's disease*），提出了 7 条预防阿尔茨海默病的饮食与生活方式指导原则。美国国家老龄研究所（National Institute on Aging）编写的《预防阿尔茨海默病——我们了解哪些?》（Preventing Alzheimer's Disease-What Do We Know?），北威尔士公共卫生组织（North Wales Public Health Team）编写了《老年痴呆：预防以及早期干预》（Dementia：Prevention and Early Intervention），英国国民保健服务（National Health Service）发布了《老年痴呆的初级卫生保健：预防、早期诊断与早期管理指南》（Dementia in Primary Care：Guidelines for Prevention，Early Identification & Management）和《老年痴呆能被预防吗?》（Can Dementia be Prevented?），英国老龄化和心理卫生中心（Centre for Ageing and Mental Health）编写了《老年痴呆早期干预》（Early Interventions in Dementia），这几部指南都指出，目前仍然没有明确有效的措施预防老年痴呆，认为健康的生活方式具有预防老年痴呆的作用。

总体来看，这些预防阿尔茨海默病的指南建议虽然很好，但相关证据仍然不足，到目前为止，关于痴呆危险因素的证据还没有像吸烟与肺癌那么明确，需要在多因素研究基础上，更进一步地开展研究，以提供更加充分的证据。因此，在预防上需要坚持多危险因素干预的策略。

新知识

哥伦比亚大学团队于 2018 年 4 月 5 日发布在《Cell Stem Cell》期刊的研究指出，许多老年人比外界所想的还要更能保持认知、情感的完整性，即使我们已高龄 70 岁，大脑仍然每天创造数百个新神经元。研究人员分析 28 位突然死亡的健康人大脑，年龄介于 14 ~ 79 岁，研究者发现老年人的海马回拥有与年轻人一样从先驱细胞（progenitor cell）制造数千个新神经元的类似能力。研究团队从每个大脑样本寻找处于不同发育阶段的神经元，包括干细胞、最终成为神经元的先驱细胞、尚未完全发育的未成熟神经元与新神经元。在所有样本中，研究人员发现无论年龄差异，大脑都有相似数量的神经先驱细胞与未成熟神经元，因而得出研究结论：人类大脑即使进入老年期也会继续制造神经元。当然研究人员也从年轻人和老年人脑中看出一些差异，随着年龄增长，大脑中的新生血管逐渐减少、帮助新神经元互相联系的蛋白质浓度也降低（神经可塑性下降），这便能解释为何有些老年人记忆丧失或情绪适应能力变低。

三、阿尔茨海默病主要危险因素与患病风险评估

（一）阿尔茨海默病主要危险因素

根据目前国内外的研究，具有下列危险因素的人，如果没有采取积极的预防措施，75 岁后发生痴呆的风险很大。

1. 很少参加体育锻炼；

2. 很少参加社区活动；

3. 很少与亲朋交流；

4. 很少主动记忆；

5. 很少主动计算；

6. 很少劳动，包括家务劳动；

7. 患有慢性病（如高血压、糖尿病）不积极治疗者；

8. 吸烟（不戒烟）；

9. 酗酒；

10. 不注意营养，缺乏某些营养素。

11. 携带某种基因型（如携带 apoE 基因型 E4/E4）；

12. 有痴呆家族史；

13. 教育文化程度低（低于高中文化）；

14. 主观认知退化；

15. 单身或丧偶。

（二）阿尔茨海默病风险评估

通过循证筛选，上述危险因素都与老年痴呆有关。如果一个人有上述15种危险因素中的2～3项，将来发生阿尔茨海默病的风险可能较高；如果一个人有上述15种危险因素中的5项以上，将来发生阿尔茨海默病风险会大幅度上升，需要制订特别预防方案。

阿尔茨海默病的预防要针对每个人的特点，针对主要的危险因素，需要分阶段、分层次制订相应的方案，不断评估、不断调整，达到方案最优化。

前沿知识

中国人群阿尔茨海默病全基因组测序研究发现新风险基因位点

香港科技大学深圳研究院"分子神经科学和药物创新研究（Alzheimer's disease）孔雀"团队在阿尔茨海默病研究领域取得突破性进展，针对中国的患病人群首次进行全基因组测序研究，发现了与疾病发生发展有密切关系的新风险基因位点，揭示了人体免疫系统失调与阿尔茨海默病病变的关系。该项重要成果于2018年2月5日在《美国国家科学院院刊》（PNAS）上发表，填补了国际上关于中国阿尔茨海默病人群全基因组数据的空白，对于阿尔茨海默病的早期诊断、生物标志物研究和药物开发具有重要意义。阿尔茨海默病（Alzheimer's disease，AD），俗称老年痴呆症，是一种以认知、记忆损伤为特征的神经退化性疾病，也是导致老年人痴呆症状发生的主要因素，在65岁以上的人群具有很高的发病率。目前中国AD患者超过700万，居世界首位，而且预期患者数量将随着人口老龄化的加剧而激增。然而关于阿尔茨海默病的发病机制尚未完全明确，也缺乏有效的诊断和治疗方法。国际上关于阿尔茨海默病的研究主要集中于高加索人群，还尚未有中国人群的全基因组测序数据。鉴于遗传背景、环境和生活习惯等方面的差异，高加索人群的研究结果并不完全适用于中国人群。由香港科技大学副校长、中科院院士叶玉如带领国际化团队，包括了来自香港科技大学、香港科技大学深圳研究院、复旦大学附属华山医院、中国科学院深圳先进技术研究院、英国伦敦大学学院、美国北卡罗来纳大学教堂山分校的科学家。研究团队选取了2007—2016 年间收集的不同程度阿尔茨海默症患者和对应年龄的健康人群作为研究对象，进行了全基因组测序研究，发现了阿尔茨海默症的新风险基因，例如 GCH1 和 KCNJ15 基因。研究团队在非亚洲人群的阿尔茨海默病患者中也验证了 GCH1 和 KCNJ15 基因的变异与病变的关系，并且发现这两个基因的变异与阿尔茨海默病患者血浆生物标志物的表达有密切关联。研究团队的进一步分析发现了这些阿尔茨海默病风险基因与人体免疫信号存在相互作用，揭示了免疫系统功能失调与阿尔茨海默病病变的关系。

该研究发现了新的遗传风险因子，提出了基因变异导致病变的内在生物学机制，对于阿尔茨海默病的早诊早治和精准医学研究有重要意义。

（三）老年大脑认知功能维持的双营养理论与痴呆长期信息刺激不足学说

我们认为：人的大脑神经细胞与人体其他细胞不同，大脑神经细胞除了一般细胞所需要的各种物质营养外，还需要充分的"信息"营养。信息刺激是维持大脑神经细胞正常功能的极其重要因素。对于老年人来说，要预防和延缓大脑神经细胞认知功能衰退，在保障生理物质营养的基础上，需要充分经常良性的信息刺激，并且对老年大脑的信息刺激要充分，最好是多种形式和多通道的，这样才能达到最佳效果。这是我们提出的基本理论和创新思想，也是阿尔茨海默病的早期预防的理论基础。

疾病发展过程都有其自然史。疾病从发生到结局有几个明确阶段，病理发生期、症状发生前期、临床期和结局。同样老年痴呆也经历病理发生期、症状发生前期、临床期和结局几个阶段。目前，有关老年痴呆（阿尔茨海默病）的病因假说，主要集中在病理发生期，如 β - 淀粉样蛋白和 Tau 蛋白等，而对于病理发生前的病因研究较少。我们创新提出了"老年痴呆病因的社会信息相对剥夺假说"。

老年痴呆病因的社会信息相对剥夺假说认为：社会性是人的根本属性之一，人类社会的发展过程是不断学习和社会刺激的过程。从出生开始，其大脑功能就是在不断学习和社会刺激下发展的。同样到了老年，其大脑也要在不断学习和社会刺激下维持认知功能，如果其学习和社会信息刺激被剥夺，信息刺激不足，突触活动减少，神经递质减少，激素分泌减少，外周信号刺激减少，神经系统代谢下降，有害物质积聚，其功能难以维持，将会导致认知功能障碍，进一步发展成为老年痴呆。

我们认为，人的大脑学习和社会信息刺激剥夺，表现在人生三个阶段：

1. 儿童青少年期：早期教育是学习和社会信息刺激最好路径之一。由于个人（不愿意学习）、家庭（家庭经济困难）和社会因素（学校不足），使得儿童青少年得不到必需的教育，大脑学习和社会信息刺激不足，知识储存不够，可能直接影响老年期认知功能维持，使得低文化程度老年人患痴呆风险大幅增加。

2. 成年期：在成年期没有持续学习，大脑学习和社会信息刺激不足，深度学习不够，大脑没有得到充分有效的刺激，知识储存不够，可能直接影响老年期认知功能维持，使得到老年期患痴呆风险增加。

3. 老年期

老年期信息相对剥夺表现在三个方面：

（1）个人信息剥夺

个人信息剥夺主要是自我剥夺。首先由于对生活缺乏信心，一些老年人不愿主动接受信息刺激，如主动阅读报纸、体育锻炼、接触社会，自我封闭，孤独会导致信息刺激不足，使痴呆风险增加；第二，许多老年人由于退休后，原来工作信息刺激不在，与社会接触大幅减少，与工作相关的各种信息刺激减少，导致大脑学习和社会信息刺激不足；第三，由于身体健康原因，例如视觉、听觉、嗅觉以及活动受限，获得信息能力减弱，信息刺激不足，直接影响老年期认知功能维持，使得患痴呆风险大幅增加。所以如何激发老年人自我信息刺激的积极性，提供信息刺激的条件，是减少痴呆风险的重要途径。

对于老年人特别是刚刚退休的老年人，在正常的职业信息刺激中断后，需要寻找新爱好，需要新的良性刺激，使得大脑仍能维持良好功能状态。对于退休多年的老年人，需要经常坚持学习、听音乐（特别是与自己童年青年相关的音乐）、积极主动参与社会活动、旅游、体育锻炼、轻微劳动，通过听觉、视觉、嗅觉、皮肤觉、运动等进行自我刺激，维持大脑认知功能状态。

（2）家庭信息剥夺

在家庭，子女由于工作等原因，与父母交流减少，关心不够，生活内容空白乏味，亲情相关良性刺激缺乏，导致大脑学习和社会信息刺激不足，影响老年期认知功能维持，使得患痴呆风险大幅增加。

家庭亲人气味也是一种信息刺激。有研究显示亲缘气味使多巴胺水平上升，有研究人员发现，这种现象基于一种名为"神经递质转换"的过程，多巴胺神经递质在正常家庭亲缘关系中处于较高水平，但在人造气味亲缘或"非亲缘"吸引的情况下切换到了 GABA 神经递质。社交，不管是同事，家人还是朋友，都有许多决定因素，对于人类，我们是复杂的，我们有多种机制来实现社交，但这种响应嗅觉刺激的社交偏好机制似乎也起到了一定作用。

（3）社会信息剥夺

老年人由于退休后，原来工作信息刺激不在，与社会接触减少，同时社会和相关机构没有提供更多的交流机会，社会信息刺激不足，影响老年期认知功能维持，使得患痴呆风险大幅增加。

如果大脑物质营养缺乏和长期信息刺激不足，会造成痴呆风险大幅增加（见图3）。

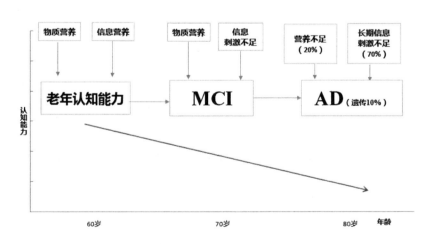

图3　大脑物质营养缺乏和长期信息刺激不足与痴呆

（四）风险叠加理论

我们认为，阿尔茨海默病危险因素会逐渐叠加，多个危险因素的作用不但可能相加，而且可能发生协同作用。当一个人有多个危险因素时，将来患阿尔茨海默病痴呆的风险会大大增加。随着年龄的增加，痴呆的累积风险也在增加（图4）。

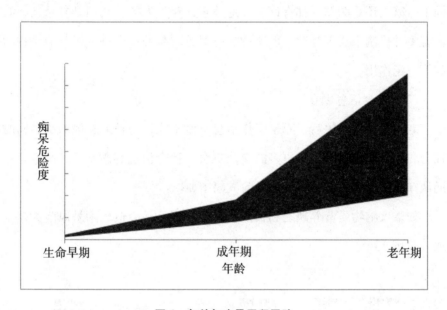

图4　年龄与痴呆累积风险

《英国精神病学杂志》一项研究发现，抽烟同时酗酒会加速大脑衰老进程，大大降低脑力技能。该研究由英国伦敦大学学院科学家完成，涉及近6500名45～69岁的参试者。参试者回答了有关吸烟习惯和饮酒量方面的问题，并在为期10年的研究中接受了3次大脑功能测试，测试内容主要包括：语言和数学推理能力，语言流利程度以及短时语言记忆能力等。结果发现，酗酒加吸烟会导致大脑功能衰退加快36%。而且饮酒量越大，大脑衰退速度就越快。在酗酒且吸烟人群中，年龄增加 10 岁，大脑功能会早衰两年。而不酗酒不吸烟的人群在步入中老年之后，大脑衰退速度相对较慢。因此，吸烟者应该戒烟或少吸烟，避免过量饮酒，吸烟和酗酒更不要同时发生，特别是中年之后。中年保持健康的生活方式有助于预防认知能力的下降。

知识窗

发表在 The Lancet Public Health 杂志，题为 "Contribution of alcohol use disorders to the burden of dementia in France 2008 – 13：a nationwide retrospective cohort study" 的这篇论文中，科学家们进行了一项全国性的观察研究，以调查酒精使用障碍（Alcohol use disorders）的影响。

研究包括了被诊断患有精神和行为障碍或慢性疾病的人，其疾病都是由酒精的慢性有害使用引起的。分析结果显示，5.7 万例早发性痴呆（65 岁之前）中，大多数（57%）与慢性重度饮酒有关。此外，早发性痴呆有明显的性别差异。虽然大多数痴呆患者是女性，但几乎三分之二（64.9%）的早发性痴呆患者是男性。

参与该研究的专家博士说："我们的研究结果表明，重度饮酒和酒精使用障碍是导致痴呆症最重要的危险因素，其中，对 65 岁前就开始的痴呆尤为重要。酒精使用障碍也与导致痴呆发病的所有其他独立危险因素有关，如吸烟、高血压、糖尿病、抑郁和听力损失等。"

专家还指出，平均而言，酒精使用障碍会使预期寿命（life expectancy）缩短超过 20 年，而痴呆症是导致这些人死亡的主要原因之一。不过，值得庆幸的是，酒精诱导的大脑损伤和痴呆是可以预防的。

作者们表示，世界卫生组织对慢性重度饮酒的定义为男性平均每天饮用超过 60 克纯酒精，女性平均每天饮用超过 40 克纯酒精。鉴于这项研究中发现的强相关性，他们建议，对重度饮酒实施筛查和干预；对酒精使用障碍进行治疗，以减少因酒精引起的痴呆症负担。

论文的共同作者强调："作为一名老年精神病医生，我经常能看到酒精使用障碍对痴呆症的影响，不幸的是，在这些病例中，酒精治疗干预可能太晚，因此无法改善认知能力。我认为，对问题饮酒（problem drinking）的筛查、干预，以及对酒精使用障碍的治疗需要开始得更早。"

四、阿尔茨海默病先兆症状

我们研究认为，阿尔茨海默病有一定的先兆症状，与老人以前相比，主要体现在"5 不正常和 5 能"：记忆不正常；处理事情不正常；方位时间感不正常；语言不正常；情感行为不正常。能自理；能交流；能识人；能做事；能回家。

具体表现：

1. 记忆力减退。近记忆力减退是痴呆早期最常见的症状。经常忘记近期的一些事情，例如与人约会、朋友的名字或电话，同时会忘记近期的一些事情，事后没有印象。

2. 不能完成熟悉的工作。难以胜任日常家务，而这些家务通常不需要思考。例如，经常做饭的人现在却不知如何做。

3. 语言障碍，甚至连简单的词汇也不能表达。每个人说话都会偶尔找不到合适的词，但痴呆患者经常忘记简单的词语或以不恰当的词语表达，结果说出来的话或写出来的字让人无法理解。

4. 对时间和地点搞不清楚。忘记今天是什么日期，即使在熟悉的街道也会迷路，分不清白天黑夜。

5. 判断力受损。比如不分季节乱穿衣服，花钱没有概念。

6. 理解力下降。痴呆患者可能很难跟上他人交谈时的思路。

7. 将物品或钱物错放在不恰当的地方。有可能把衣服放进冰箱。

8. 情绪或行为的改变。可以无缘无故的情绪涨落，极不稳定，也有部分痴呆患者表现情绪淡漠，麻木不仁。

9. 性格改变。糊涂、多疑、害怕、易激动、抑郁、淡漠、焦虑或粗暴等。

10. 兴趣丧失。对日常活动不感兴趣，能几个小时地呆坐在电视机前或长时间地昏昏欲睡，对以前的爱好也会兴趣降低。

出现上述症状，需要及时看医生，尽早采取各种措施，及时有效地阻止和延缓认知功能衰退的速度，预防痴呆的发生。

知识窗

《柳叶刀·神经学》

《柳叶刀》——神经学杂志一项研究成果认为简单测试可预判阿尔茨海默病。该测试要求被测试者记住一些物品和一个故事，一般30分钟后回忆复述，但该测试则要求7天后回忆复述物品和故事，根据测试结果变化，可以预测将来患阿尔茨海默病风险。

老年人常迷路，或是由网格细胞缺陷造成

老年人常会迷失方向，主要有疾病和年龄增加两方面原因所致。近日，研究人员通过实验发现，老年人随着年岁增加导航能力逐渐退化，可能与大脑中枢神经皮质中的网格细胞缺陷有关。德国神经退行性疾病研究中心（DZNE）的研究人员发现了一种可能的原因，解释了老年人为何会空间定向困难。在老年人大脑中的导航中心区域，他们发现了一个异常不稳定的活动。研究结果发表在《当代生物学》杂志上。从长远来看，这些发现可能会为检测阿尔茨海默病开辟新的途径。空间定位和导航是人类思维最复杂的能力之一。为了引导我们以目标导向的方式穿越空间，人类的大脑必须处理大量的信息（从视觉刺激到肌肉系统提供的线索，再到我们自身的平衡感等），然而，随着年龄的增长，这些技能会日渐退化，直至严重影响到我们的独立性和生活质量。"当你在一个陌生的环境中走动时，迷路是完全正常的。不过这种情况更多地发生在老年人身上。到目前为止，我们对这些导航问题的潜在神经元机制还知之甚少，"该论文通讯作者、DZNE 的研究员说，"为此我们假设，导航问题的出现或许与神经元中所谓的网格细胞有关。即导航处理的一个主要部分是由这些位于大脑中枢神经皮质的特殊神经元——网格细胞单元完成的。"

在虚拟现实和真实空间中

为了验证这一假设，研究者对 41 名健康的年轻人和老年人进行了实验："年轻"组由 20 名年龄在 19 ~ 30 岁的参与者组成，"老年"组包括年龄介于 63 ~ 81 岁的 21 位参与者。两组中都有男性和女性。实验将功能性磁共振成像（fMRI）和虚拟现实结合在一起：参与者必须通过计算机生成的景物进行导航，然后监控他们适时的大脑活动模式；第二个实验测试"路径集成"的能力：在此设置中，参与者沿着预定的曲线路径移动。到中途站点时，他们必须盲估所处位置与起点之间的距离和方向。由于这个测试是在两个实验当中进行的，因此它对真实空间和虚拟环境都进行了测试。

发射模式不稳定

"实验设计考虑到各个方面，结果证实了年轻的参与者在导航方面做得更好，这与之前的研究一致。此外，我们发现了导航性能下降和网格细胞活动缺陷之间存在联系，"DZNE 高级科学家说。"在比较年轻人和老年人时，网格细胞的发射方式不同，具体来说，老年人随着时间的推移发射模式不太稳定，表明这些大脑回路在老年时期会受到损害，这可能就是许多老年人深受导航困扰的原因。""网格细胞不仅在导航中，还在其他认知功能中扮演着重要角色，因此，我们的发现可能表明了老年痴呆症的一个关键机制，这不仅可以提供对衰老引起的神经生理学变化的深入了解，还能帮助设计由年龄增加导致认知能力下降的治疗方法。"

痴呆的早期征兆

尽管健康成年人也可能会出现导航技能的弱化，但这种下降被认为是阿尔茨海默病最早出现的症状之一。评估导航性能与网格细胞功能之间的关联可能有助于阿尔茨海默病和其他神经退行性疾病的早期诊断，为此，有必要开发诊断方法来区分由年龄增加引起的导航能力下降和由疾病导致的衰退，这是一项具有挑战的任务，但我们的研究结果为今后的研究奠定了基础。

参考文献：Getting lost：*Why older people might lose their way*：*New clues on why our sense of direction tends to fade with age*

生理时钟失调是阿尔茨海默病前兆

2018，Jan. 29，JAMA Neurology

白天打瞌睡，晚上无法一觉到天亮——可能是阿尔茨海默病前兆。

2017 年诺贝尔生医奖主题"生理时钟"（circadian rhythm）已被证实与许多脑部活动息息相关，包括生理时钟失调会影响记忆力及学习力等，一项近期发布于美国医学会《JAMA》期刊的研究指出，生理时钟紊乱可能在阿尔茨海默临床症状出现前就会产生。这项研究针对 189 名平均年龄 66 岁、无任何阿尔茨海默临床症状的年长个体进行生理时钟追踪。其中一部分受试者透过正子电脑断层造影（positron emission tomography，PET）扫描来检测脑部是否有类淀粉蛋白斑块（amyloid plaques）存在；一部分受试者透过脑脊液检测有无阿尔茨海默相关蛋白质存在；还有一部分同时接受两项测试。结果显示，其中 139 名受试者未发现有象征阿尔茨海默病前临床期的类淀粉蛋白存在，这些受试者几乎全部都有正常的睡眠/觉醒周期，除了一小部分因高龄、睡眠呼吸中止或其他因素有生理时钟被扰乱的问题。而另外 50 名受试者的脑部扫描或脑脊液检测，则发现有异常结果，这些受试者全部都有严重的生理时钟干扰问题（由他们晚间休息及白天活动的时间来定义）。即便在控制了睡眠呼吸中止、高龄及其他干扰睡眠等因素后，睡眠/觉醒周期紊乱现象仍旧存在。所有受试者都穿着类似跑步监测的设备在身上，为期一至两周，同时每天早上也要完成详细的睡眠记录。透过白天及晚上的活动监测，研究团队得以了解受试者如何分配 24 小时的休息与活动时间。在白天及夜晚有短暂活动及休息的受试者，脑部发现类淀粉蛋白的机会大增。

睡眠时类淀粉蛋白浓度会下降

研究者说，"参与此研究的受试者并没有睡眠不足的问题，但他们的睡眠是片断式的，晚上连续睡 8 小时跟白天分次小睡结果很不一样。"这项人体研究结果呼应了研究团队对小鼠进行的试验，这项研究近期发布于《Journal of Experimental Medicine》期刊，发现生理时钟干扰会加速类淀粉蛋白斑块于脑中的形成，此现象与阿尔茨海默病有强烈关联。作者在乙型类淀粉蛋白沉积症小鼠身上研究生理时钟紊乱带来的影响，透过将生理时钟的调控基因破坏，达到干扰生理时钟目的。"两个月后，相较于生理时钟正常的小鼠，生理时钟遭干扰的小鼠多出相当程度的类淀粉蛋白斑块，同时其脑部类淀粉蛋白浓度周期也发生改变。这是第一个证明生理时钟受到干扰会加速斑块沉积的数据。"先前于华盛顿大学进行的人体及动物研究都发现，类淀粉蛋白浓度的昼夜波动可预期，睡眠时类淀粉蛋白浓度会下降，许多研究同时显示睡眠被干扰或无法充足睡眠时浓度会上升。"在这项新研究中，我们发现临床前阿尔茨海默病患者，其生理时钟活动模式有较多片段，白昼间也有较多非活动或睡眠期，夜间有较多活动期。"华盛顿大学医学院（Washington University School of Medicine）专家说。到底是生理时钟紊乱导致阿尔茨海默病？还是阿尔茨海默病改变了生理时钟？目前还太早为这个鸡生蛋、蛋生鸡的问题下定论。但至少我们了解到像这样的生理时钟失调现象，很有可能成为疾病前临床期（preclinical Alzheimer's disease，尚未有临床症状产生的阿尔茨海默病）的生物指标。我们希望在未来能够持续追踪这些受试者，继续了解是否他们的睡眠及生理时钟问题会提高发展出阿尔茨海默病的概率，又或者是阿尔茨海默病会持续对大脑造成影响而导致睡眠及生理时钟问题。

五、阿尔茨海默病的预防原则与策略

（一）阿尔茨海默病的预防原则

我们认为阿尔茨海默病的预防应该坚持：早期、及时、持续和综合的原则。

1. 早期：我们认为预防阿尔茨海默病"六十不早，七十正好，八十不老"。六十岁开始预防不早，七十岁正是要积极采取预防措施的关键年龄，八十岁预防也不晚。

从生命全周期来看，在生命早期的预防重点是提高教育程度，延长教育年限，增加大脑认知储备。因为研究发现，低文化程度更易发生痴呆。在生命中期，重点是预防高血压、肥胖、听力丧失。在生命晚期，重点是预防抑郁、糖尿病、不活动、吸烟、社会接触减少。特别对于那些有痴呆家族史和携带 apolipoprotein E（APOE）e4 基因的人，更要尽早采取措施，进行早期预防。

2. 及时：一旦发现自己大脑功能开始衰退，如出现经常忘事，应当及时采取预防措施，延缓大脑功能衰退速度。

3. 持续：从目前研究结果来看，阿尔茨海默病的预防贵在坚持，有的老年人认为自己不会发生痴呆，虽然采取了一些措施，但不能持续，效果不佳。老年人应当把预防当作生活的一部分，长期坚持。

4. 综合：阿尔茨海默病由于病因复杂多样，需要采取多种方法综合预防。

阿尔茨海默病原因不明，往往是多种因素引起，需要多种措施同时进行。

（二）阿尔茨海默病的预防策略

我们提出阿尔茨海默病的预防策略是"简化筛查，早期预防，三级干预，久久为功"。

1. 简化筛查

根据我国现有状况，在老年人预防意识还不强的情况下，要简化筛查方法，提高筛查意识。实际上，对老年人来说，无论筛查结果如何，都要积极预防，要通过筛查，全面提高老年人的预防意识。

2. 早期预防

阿尔茨海默病目前没有有效的治疗方法，早期预防是唯一的正确途径。

3. 三级干预

目前我国阿尔茨海默病（痴呆）的预防主要存在的问题是个人意识不强、家庭支持不够、社区专业技能不足、医院预防精力不济，需要建立全面的个人—家庭—社区三级预防体系，才能达到理想效果。

4. 久久为功

阿尔茨海默病（痴呆）的发生是长期的，它的预防也需长期坚持。任何一项措施，如果不能长期坚持，效果都是有限的。

（三）阿尔茨海默病预防的指导技术要求

1. 积极引导，重在心态；

2. 经常锻炼，重在全面；

3. 社会活动，重在参与；

4. 家庭支持，重在温暖；

5. 培育爱好，重在兴趣；

6. 均衡营养，重在补缺；

7. 读书学习，重在过程；

8. 预防为主，重在坚持。

阿尔茨海默病预防指导技术的关键是提高老人的积极心态，积极的生活态度会大大提高干预的效果。有研究发现，具有积极心态的老年人，4年后痴呆发生率为2.7%，而消极心态的人4年后痴呆发生率为6.1%，具有积极心态的老年人，与那些有消极心态的人相比，将来发生痴呆的风险下降了49.8%，即使对于那些携带 APOE E4 基因的高风险的老年人，积极心态也会大大减少痴呆的风险。

知识窗

社会认同可降低老年人罹患痴呆风险

研究表明，社会对衰老的看法会影响老年人的心理健康。据美国知名网络杂志"slate"报道，耶鲁大学的科学家认为，智力衰退的程度极可能取决于自身对于衰老的看法。换言之，当人步入老年之时，心态越好，智力衰退的程度则越低。

一项美国研究认为，社会看待衰老的方式将影响老年痴呆症的发展。如果将衰老等同于"丧失社会价值""成为社会负担"，在这样的文化环境下更容易出现老人心智退化的现象。相反，如果年龄被看重，譬如将它看作智慧的象征，那么老年痴呆症的病例将会越来越少，发病年龄也会越来越推后。

该研究的想法诞生于流行病学家贝卡·利维访问日本期间，她在美国"石英"网站中提到，在日本，对老年人的看法比在美国积极。而根据世界卫生组织（WHO）2015 年的数据，日本是世界上预期寿命最长的国家之一，日本人预期寿命约为 83.7 岁，同期法国为 82.4 岁，美国则为 79.3 岁。

为了验证这一假设，研究人员选取了 4765 人作为样本，样本平均年龄为 72 岁。测试期间采用唾液样本来检测痴呆症的不适反应，估计约有 1250 名老年人受到潜在影响。贝卡·利维调查了参与者的晚年愿景，然后要求他们记录下自己的担忧。报告中有这样一句陈述："我越老，越觉得自己有价值。"

结果表明，在四年内，对衰老持积极态度的受试者患上痴呆的风险约为 2.7%，而悲观者则达到了 6.1%——患病概率几乎是乐观者的 3 倍。

利维提到，如果测试期为 10 年或更长时间，二者之间的差距会更大。她建议，应尽快重塑人们对于衰老的看法，发起反对年龄歧视的社会运动，否则很难实现观念转变。

六、阿尔茨海默病（老年痴呆）
社区健康管理干预流程

1. 老年健康信息收集

包括老年性别、年龄、生活方式、痴呆家族史、营养状况、患疾病情况、服药情况、居住情况、婚姻情况、社会活动情况等，同时进行老年认知能力检查，这些可由社区卫生服务站完成。

2. 根据收集的老年健康信息，开展痴呆风险评估。可由社区卫生服务站社区医生或护士完成。将老年分为高、中、低风险人群，进行分类管理。

3. 干预与管理

根据老年的高、中、低风险等级，针对风险等级高低，制订不同的干预方案。政府负责提供经费和制订政策，社区负责健康宣传教育、早期筛查和具体干预实施以及监督指导，家庭成员要积极配合，老年个人要认真执行相关措施，按照干预方案进行认知训练、改变不良生活方式、积极参与组织的各种活动。

七、阿尔茨海默病（老年痴呆）
预防的一般具体措施

我们认为阿尔茨海默病可以早期预防。根据大脑神经细胞的物质与"信息"营养的理论和维持大脑神经细胞正常功能的多通道信息刺激学说，我们提出如下预防措施：

预防老年痴呆要坚持"五个一"：每天一小时户外锻炼；每天一小时读书计算；每天一小时邻里笑谈；每天一小时手指训练；每天一份营养菜单。同时要坚持"五个新"：经常学习一点新知识；经常学会一点新技能；经常结交一些新朋友；经常走走一些新地方；经常思考一点新问题。

具体措施如下：

（一）积极参加社会活动、购物、多与亲朋邻里交流

美国杜克大学科学家的研究发现，购物能够增强老年人的脑力。老年人在做出购物决定（尤其是那些要依靠记忆力的决定）时，似乎需要动用额外的脑力。该研究表明，对于健康的老年人来说，尽管他们的记忆力不那么好了，但他们能很自然地调动通常不参与任务的大脑区域。该项目采用功能性核磁共振成像技术对 20 位年轻人（平均年龄 25 岁）和 22 位老年人（70 岁左右）进行了跟踪研究。这些参与者需要浏览标有星级评价的

消费产品的图片——类似于在亚马孙等购物网站上购物，并在类似的、相互竞争的商品中选出最好的一件。与此同时，研究人员扫描他们的大脑。研究发现，老年人作选择的速度和准确性与年轻人相似。扫描结果还显示，除了正常的大脑活动模式外，老年人在购物时，当记忆的需要增加时，老年人会动用他们大脑的另一个区域—腹内侧前额叶皮层。所以，作为老年人，应当积极参加社会活动、购物、多与亲朋邻里交流。

1. 积极参加社区活动

社区组织的各种活动要积极参加，主动与他人交流，每天至少与邻里、社区人员、子女或亲戚面对面交流或电话交流 30 分钟以上。

知识点

对话与儿童大脑发育
——对减缓老年大脑功能退化的启示

研究表明：家庭对话有助于儿童大脑发育。儿童大脑发育与老年大脑认知衰退虽然处在人生的上升阶段和下降阶段，处于完全不同的阶段，但我们认为，对于大脑功能开发和维护的机理是一样的，经常与老年人对话交流，会促进老年人大脑功能活跃，减缓大脑功能退化的速度，因为对话动用了大脑许多心理过程，包括视觉、听觉、语言、思考、情感以及其他过程等，对话过程中的这些刺激，可以激活大脑相关功能区域，经常进行这些良性刺激，有利于老年大脑功能的维持。

"多对孩子说话，不停地说"，一些育儿专家如此建议新妈妈。这一建议确有科学依据：此前研究发现，多对婴幼儿说话有助于他们语言能力发展。

不过，美国科学家最新研究发现，与孩子多"对话"比多

"说话"更加有效。这一研究成果发表在 7 月出版的美国《儿科学杂志》上。

对话更有效

美国加利福尼亚大学洛杉矶分校公共卫生学院弗雷德里克·齐默尔曼和同事进行了一项名为"成人独角戏"的研究。

研究人员选取 275 个来自不同阶层的家庭，这些家庭的孩子年龄在 2 个月至 48 个月之间。父母随机选择一天，录下孩子从早晨醒来到晚上睡觉前听到和所说的话。每个家庭在 6 个月内提供 5 天录音，其中 71 个家庭参与研究时间延长至 2 年，提供 20 天录音。

统计显示，孩子平均每天听到成人说大约 1.3 万个单词左右，与成人一起对话约 400 个单词。研究人员另外分别测试了两种情况，让孩子一天多参与 100 个单词的对话，或者一天多听成人说 1000 个单词。

结果发现，与孩子多对话对他们语言能力发展最有效，孩子与成人交流越多，成人越清楚孩子的想法。

让孩子多说

齐默尔曼说："儿科学家和其他人鼓励父母通过阅读、讲故事或用简单语言描述日常生活等方式（向孩子）多'输入'语言，尽管这是一项合理建议，但并未重视让孩子多说。"

美国健康生活新闻网 7 月 1 日援引他的话说："成人对孩子说话确实有助孩子语言能力发展，但更有效的方式是相互交流。让孩子说是促使语言能力发展很重要的一方面。孩子说得越多，他们的能力加强越多。"因为在对话过程中，"家长自然而然地回应孩子，纠正孩子的错误，同时也调整自己对孩子说的话"，这更有助于孩子发展语言能力。

2. 积极组织或参加各种志愿者组织

通过参加各种志愿者组织活动，帮助别人，心情会更加愉悦，会大大减缓大脑功能衰退。

新加坡国立大学杨潞龄医学院的研究人员在对 1635 名 55 岁以上的当地华人进行了为期 2 年的追踪调查后发现，老年人多进行烹饪、购物、义工等活动，达到的预防老年痴呆效果明显。研究认为：从事难度较高或刺激性较高的活动，有助于刺激神经细胞的生长和发育。而工作、烹饪或从事园艺活动，需要涉及更多的思考和策划，从而有效减缓和预防大脑退化。

3. 购物

尽可能去购买自己必需品，不要依赖别人，通过购物加强与社会接触，同时通过购物锻炼自己的计算能力。

（二）养成积极健康生活方式，积极参加体育锻炼

1. 保证每天有一小时体育锻炼，最好户外体育锻炼，要有一定强度，老年人可以根据自己健康状况和体质条件，选择不同体育项目。最好是进行力量、柔韧性和有氧锻炼等各个方面。特别是带有音乐的广场舞，可以对身心进行全面良性刺激。

新知识

美国加利福尼亚大学洛杉矶分校一个研究小组在 2018 年网络版学术刊物《科学公共图书馆·综合》上报告说，他们对中老年人进行的这项研究显示，久坐对身体健康的影响不仅限于过去发

现的会增加心脏病风险等，对中老年人的大脑也有一定负面影响。久坐不动的人，大脑中一个对记忆至关重要的区域厚度会变薄。研究小组招募了 35 名年龄在 45 岁至 75 岁的志愿者，询问他们的身体锻炼情况及平均每天坐着的时长。然后研究人员对这些志愿者的脑部进行了高分辨率磁共振成像。结果发现，坐的时间较长与大脑内侧颞叶变薄有关联。内侧颞叶是大脑中参与形成新记忆的重要脑区。研究人员说，内侧颞叶变薄是中老年人认知能力下降和痴呆的前兆。该项研究结果说明，对于早老性痴呆等疾病高风险人群，可以尝试通过减少久坐时间来进行早期干预。分析还发现，即便进行较高强度的身体锻炼，也不足以抵消长时间坐着给大脑带来的负面影响。此前多项研究已经发现，久坐不动会增加人患心脏病、糖尿病甚至过早死亡的风险，其危害堪比吸烟。该研究负责人普拉巴·希达斯建议，为了防范久坐带来的健康风险，人们首先应该减少每天坐着的总时长，其次在坐着办公或学习时，应该隔一段时间站起来活动一下，避免持续坐着。

2. 不吸烟

吸烟对大脑功能会产生不良影响，因此不吸烟有利于减缓大脑衰退速度。

3. 不酗酒

大量酗酒对大脑功能会产生不良影响，因此戒酒有利于减缓大脑衰退速度。对于饮酒的量还存在一定争议，有研究发现，长期摄入过量的酒精会对中枢神经系统产生不利影响，然而，低剂量的酒精对大脑健康有潜在的益处，即它能提高大脑清除废物的能力。该项研究是在小鼠身上进行的，主要研究了急性和慢性酒精暴露的影响。研究人员在研究了长时间暴露在高酒精浓度下的动物的大脑后，发现了高水平的炎症分子标记物，尤其是在星形胶质细胞中（这些细胞是淋巴系统的关键调控因子）。同时还注意到动物的认知能力和运动技能也受到损害。与对照组相比，暴露于低酒精浓度下的动物实际上显示出更少的大脑炎症。低酒精剂量的动物在认知和运动测试中的表现与对照组相同。关于酒精对淋巴系统影响的数据，能够说明低剂量酒精是有益的，而过量饮酒对整体健康有害。研究表明，低至中度的酒精摄入量与痴呆风险较低有关，而长期酗酒会增加认知能力下降的风险。

4. 听音乐

音乐会对大脑产生有益刺激，多听音乐会有利于减缓大脑衰退速度。

5. 有爱好

例如围棋、象棋、桥牌、书法、绘画、乐器、盆艺等，这些爱好都有利于减缓大脑衰退速度。

（三）经常读书计算

1. 经常读书写字

每天读书、看看报纸、写字，会对大脑产生有益刺激，都有利于减缓大脑衰退速度。

2. 主动做一些计算

如超市买东西回来后可计算账单，会对大脑产生有益刺激，有利于减缓大脑衰退速度。

（四）饮食注意营养平衡

1. 我们认为膳食平衡特别重要，饮食要多样化，食物的品种要多，不要偏食，只有膳食平衡和饮食多样化，才能保证各种营养素的供给。

2. 有研究发现严重缺乏维生素 D 患痴呆和阿尔茨海默病的风险均大大提高。B 族维生素能明显减缓老年人的记忆衰退，甚至能预防老年痴呆症。平时要注意维生素 D、B 族维生素和微量元素的补充，能降低患老年痴呆风险。

3. 可能有利于大脑功能食物

有研究显示：姜黄素能改善记忆力和情绪。姜黄素（curcumin）是提取自姜科、天南星科中一些植物根茎中的一种化学成分，最初被证实具有抗炎症、抗氧化的作用。它被认为是印度老年人阿尔兹海默症患病率低、认知能力较好的一个可能原因，这是因为姜黄素正是印度饮食中最常用的添加剂（增加咖喱等食物的色彩）。虽然姜黄素的作用机制并不明确，但是可能与它的抗炎特性有关，以及对阿尔兹海默症患者大脑中大脑斑块、神经缠结等症状的潜在作用。该研究开展了为期 18 个月的双盲、对照试验，共招募 40 名都有着轻度记忆衰退的中老年人（年龄范围在 50～90 岁）。受试对象被随机分成两组，每天分别接受两次 90mg 姜黄素或者安慰剂。其间，参与者会进行认知评估（研究之前、6 个月时）、血液中姜黄素的水平分析（研究之前、18 个月后）。其中，有 30 名参与者还进行了大脑扫描检测，以确定大脑中淀粉样蛋白、Tau 蛋白的含量。结果显示，相比于对照组，服用姜黄素的一组在记忆力、注意力上有显著提高。具体而言，服用姜黄素的人其记忆力在 18 个月内提高了 28%，同时他们的情绪也得到了轻微改善。大脑 PET 扫描结果显示，试验组大脑杏仁核、下丘脑（控制记忆、情绪功能的主要区域）中的淀粉样蛋白和 Tau 蛋白累积明显少于对照组。这意味着，姜黄素在记忆、情绪调控上有一定的潜力。

4. 避免不利大脑的饮食如高糖饮食、高脂饮食、高盐饮食，要避免饮食中铅、汞、铝等对大脑有害的重金属。

（五）主动及时治疗慢性病；如白内障、高血压、糖尿病、心脏病等慢性病

1. 很多慢性病会影响老人的生活能力和获得信息的能力，而加速认知衰退的速度。丹麦一项研究显示，白内障手术可有效延缓痴呆患者的认知衰退，改善视觉、认知及生活质量。

2. 主动及时治疗高血压、糖尿病、心脏病等慢性病

高血压、糖尿病、心脏病等慢性病都会影响大脑功能，主动及时治疗高血压、糖尿病、心脏病等慢性病，将会减缓大脑衰退速度。

3. 主动及时治疗口腔疾病

一些研究表明，口腔疾病与老年认知功能减退有关，要主动及时预防治疗口腔疾病，对预防阿尔茨海默病有重要意义。

（六）有条件培养业余爱好（如养宠物、旅游）

有条件的老年人，可以培养多种业余爱好，如养宠物、旅游、摄影等，能够有效地阻止和延缓认知功能衰退的速度，预防痴呆发生。

知识窗

超级老人

随着人类的寿命越来越长，了解人类如何在老年还能维持心理能力也变得越来越重要。某些科学家们为了了解如何才能将大脑功能维持在最佳状态，一直在研究所谓的"超级老人"。

"超级老人"（superager）这个词最先由神经科医生 Marsel Mesulam 定义，它指的是那些记忆和注意力范围不仅远超同龄人，并且还接近 25 岁健康人士的老年人。Lisa Feldman Barrett 与一队科学家们一起研究超级老人，并将他们的研究结果发表了出来，以帮助我们更好地理解这群老年人与一般老年人有何区别。

Barrett 写道：

我们的实验室利用功能磁共振扫描了 17 位超级老人的大脑，并将扫描结果与同龄老人的进行了比对。我们成功地找到了能将这二者区分开来的大脑区域。一般老年人的这些大脑区域更薄，这是与年龄相关的萎缩造成的结果，但超级老人大脑的这些部位与年轻成年人的相差无几，似乎并没有被时间伤害到。

这些关键的大脑区域是什么呢？如果你让大部分科学家来猜，他们可能会觉得这些区域是与认知或者思考有关的大脑部位，比如侧脑前额叶皮层。然而，我们的发现并非如此。几乎人类大脑的所有活动都在"情绪区"，比如中扣带回皮层和前脑岛。

她解释说现代神经科学认为，大脑的这些"情绪区域"实际上是主要的沟通枢纽，它们负责处理"语言、压力、内部器官的调节乃至五感合作衔接"。这些区域就像人们的肌肉一样，不用就会退化。研究人员们发现当这些皮质区域更厚的时候，参与者们的记忆和注意力表现会更佳。

那你们该怎么准备才能在以后成为超级老人呢？目前并无确切的方法，不过 Barrett 表示繁重的工作应该是秘诀之一。先前曾有研究发现大脑的特定区域若想在人们进行困难的脑力和体力工作时变得活跃，就需要人们先加以锻炼。

你可能会觉得这话似曾相识，不过抱歉它与先前不一样。做填字游戏或者每天散步一小时并不是我们谈论的重点。我们说的是你在进行任务时需要倾尽所有，它会让你很痛苦。当大脑的这些区域在进行锻炼的时候，你会觉得很疲惫、困扰和沮丧，这样你就会知道它在锻炼了。

那些无法想象自己做俯卧撑的人不妨考虑听网络大学课程，走出舒适区。那些多年不曾读书的人应该考虑铁人三项而不是健身房的标准训练套路。达成高成就的人也许可以考虑雇佣一位会说外语的体能训练教练，方便在撕裂肌肉的时候学习语言。

在科学变得更加完善之前，你能成为超级老人的最大可能就是从事需要全身心投入的复杂工作，并在活着的时候尽可能这样做。

一些调查表明：

长寿健康老人的 10 大共同特点：经常读报纸杂志；经常聊天；旅游娱乐；侍弄花草；种植蔬菜；手工编织；读书；烹饪；体育锻炼；心胸开阔。

八、阿尔茨海默病极高风险人群的预防措施

针对携带载脂蛋白 Eε4（ApoEε4）等位基因的阿尔兹海默症风险极高风险人群，在坚持"早期、及时、持续和综合"原则的基础上，进一步强化预防时间更早、强度更大、更加全面的预防策略。

ApoE 蛋白（载脂蛋白 E）是一种参与胆固醇代谢、运输的蛋白质，其编码基因 ApoE 具有三个主要的等位基因：ApoE2、ApoE3 和 ApoE4。已有研究表明，ApoE4 是阿尔兹海默症最大的已知遗传风险。ApoEε4 阳性的人比阴性个体患晚发 AD 的危险性约高 3~4 倍。

针对携带载脂蛋白 Eε4（ApoEε4）等位基因的人群，能不能有效预防痴呆发生？能不能延缓痴呆发生？能在多大程度延缓痴呆发生？哪些因素会影响预防效果？到目前为止仍然没有确切定论。但我们认为，即使携带了载脂蛋白 Eε4（ApoEε4）等位基因的人，只要坚持早期、经常、综合、持久的预防原则，完全可以延缓痴呆发生，减轻痴呆的严重程度。

（一）经常用脑，多做一些智力活动

英国埃克塞特大学和伦敦大学国王学院的研究人员对超过 1.7 万名年龄为 50 岁的健康人的记忆力、注意力和推理能力进行了网上测试。他们发现，越是经常玩填字游戏，参与者在评估注意力、推理能力和记忆力的任

务中表现得就越好。从研究结果来看，在有关语法推理速度和短期记忆准确性的测试中，每天完成填字游戏的人，其大脑功能相当于实际年龄比他们年轻 10 岁的人，可以帮助防止老年的大脑衰退。研究发现，玩填字游戏的频率与完成 9 项评估注意力、推理能力和记忆力的认知任务的速度和准确性有直接联系。在那些自称经常玩填字游戏的人中，其表现总是更好一些，而且随着游戏频率的增加表现会更好。

（1）经常玩迷宫游戏

玩迷宫对大脑的作用：

1）方向感

走迷宫有助于提高辨别方向的能力；特别是对老人，方向感在退化，迷宫是一个很好的训练工具。

2）逻辑能力

迷宫游戏的规则通常需要极好的逻辑能力，不同的游戏规则训练效果也不一样。

3）推理能力

要顺利走出迷宫，走对路是关键，这就需要严谨的推理，找到正确的路。

4）记忆能力

在迷宫里，走错路是常见的事情，为避免重复走原来的路，需要细心地记住走过的路，记忆一些特定的标识。

5）判断能力

人生面临着很多选择，有选择就要有判断；很多人对事情缺乏判断，通过迷宫训练，在不同程度上帮老人提高判断能力。

6）观察能力

要对自己面临的选择做出准确的判断，前提是细致入微的观察。通过迷宫训练，在不同程度上帮老人提高观察能力。

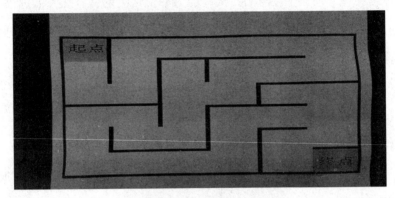

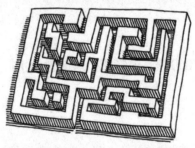

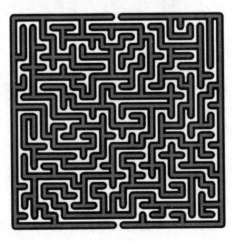

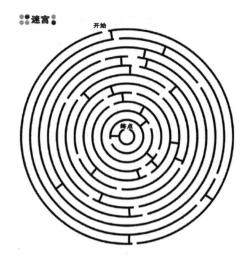

（2）经常计算数学题

例如

100 减 8 再减 8 再减 8 等于多少？

100 减 7 再减 7 再减 7 等于多少？

100 加 8 再加 8 再加 8 等于多少？

———

（3）经常阅读并复述

复述（rehearsal）指个体通过言语重复以前识记过的文字、视觉或听觉材料，以巩固记忆的心理过程。它是短时记忆信息存储的有效方法，可以防止短时记忆中的信息受到无关刺激的干扰而发生遗忘。通过复述，学习材料才得以保持在短时记忆中，并向长时记忆中转移。通过经常不断地复述，可以使相关脑区神经细胞的功能不断得到锻炼，维持神经细胞功能状态，减缓神经细胞功能衰退的速度。

例如阅读下列一段文字，30 分钟后，复述文字或说明该段文字的意思：

在亚洲国家，时常可在晨间或傍晚过后的公园或广场等空地看到大批跳土风舞的中年人，动作并不激烈，但轻微的活动，以及稍微需要记性的舞蹈，其实好处不少。神经科学家发现，跳舞可以延缓老化带给人类的身心压力，是最有效的抗老活动之一。

以后经常回忆，锻炼大脑记忆能力。阅读和复述将会对减缓老年大脑认知能力衰退产生有益影响。

知识窗

马克斯·普朗克心理语言学研究所与马克斯·普朗克认知与脑科学研究所的研究人员从印度北部同一农村地区的两个村庄招募了 30 名说印地语的成年女性文盲，给予其中 21 人为期 6 个月的扫盲训练，以其余 9 人为对比。采用功能性磁共振成像技术（fMRI）扫描大脑的结果显示，仅仅 6 个月的扫盲训练就能重塑已经发育成熟的大脑。经过训练，大脑皮层发生变化，大脑皮层的枕叶区域与脑干和丘脑皮下区域之间的连接功能增强。先前一些研究显示，丘脑功能障碍是诵读困难症的潜在原因。参与新研究的迈克尔·斯凯德说，既然仅仅几个月的阅读训练就能使丘脑发生根本性变化，所以有必要认真研究丘脑与诵读困难症之间的关联，从而找到更有针对性的治疗方案。

知识窗

学习第二语言增强大脑健康

学习一种第二语言在你的计划表中吗？如果有的话，现在或许有更诱人的理由让你执行这个计划了。大量研究表明学习一种第二语言有利于大脑健康。它可以增强你的大脑，就像运动增强你的肌肉一样。和肌肉一样的是，你用得越多，你的大脑越"强壮"。

学习第二语言导致大脑发育的部位在海马体以及大脑皮层区域。这种些部位的生长会带来更好的语言技能。因此随着时间的发展，你学习和锻炼越多，这门语言对你而言也就越容易。研究人员还说那些说两门语言的人在聚焦于关键信息并过滤掉其他信息方面的能力更强。这将帮助你按优先顺序对任务排序，使你可以同时掌控多项任务。此外，学习第二语言还有长期的好处。研究发现说两门语言可以将阿尔茨海默病发生的时间延迟4年。

一旦你选择了你最感兴趣的语言，你可以有许多开始学习的方式：从网课到自我指导。由于发音对于外语听觉感受很重要，因此要确保你使用你能使用的任何技术，包括音频在内。

谨记你需要多锻炼你的第二语言，你才可能从中获得好处——使用两门语言才会对大脑有好处。因此，不断挑战你的灰质，读外语书并看外语电影。如果你觉得很难熬，你也许需要到说该语言的国家或者地区旅行，让你沉侵在该语言环境中，会增强你的大脑健康。

知识窗

深度阅读助长寿

耶鲁大学公共健康专家近期发布的一项长期调查表明，爱读书的人比不爱读书的人具有明显的"生存优势"，能耐心读完一本书的"深度阅读"者，似乎比偏爱看杂志、报纸的人更长寿。

在过去的11年中，研究者跟踪记录了3600名50岁以上男性和女性的健康、阅读习惯。研究表明，每天读书的时间越长（哪怕只有半小时），寿命就越长。研究期间，超过1/4的研究对象死亡，截至 1/5 的研究对象死亡时，爱读书的人比不爱读书的人平均寿命长近 2 岁。

因为爱读书的人往往受教育程度高，也更富有，他们可能选择更好的饮食，并做一些诸如避免吸烟、坚持锻炼、旅游等有益健康的事。不过，即使研究人员将这些附加因素从数据中剔除，爱读书这一习惯本身仍能对健康产生显著影响。在长达数百页的阅读过程中，读者一直追随作者的思路、人物或情节。这种深度阅读所付出的智力、努力让大脑一直保持活跃，帮助人们在未来的生活中更好地做出决定。此外，书籍还能增强"同情心、社会认知和情商"，有助于缓解压力、延长寿命。

（4）适当玩围棋、象棋、桥牌、扑克牌和麻将等

老年退休后，由于社会活动减少，各种社会信息刺激也大幅度减少，适当玩一玩扑克牌 \ 麻将，对于减缓大脑功能衰退是有益的，但以不要过于疲劳为宜。适当玩一玩适当玩围棋、象棋、桥牌、扑克牌和麻将等的好处在于通过玩牌与同伴的交流，玩牌可以动脑，促进大脑功能处于活跃状态，有利于预防痴呆的发生。

（5）适当玩电子游戏

国内外有些电子游戏，适合于老年人，适当玩一玩这些电子游戏，可能有利于减缓大脑衰退的速度。一些研究也显示，电子游戏对于减缓大脑衰退有一定作用。

知识窗

技术帮助痴呆患者寻找记忆

93 岁的帕德费尔德（Daphne Padfield）是一家英国护理院的老年痴呆症患者，近日，研究人员给她戴上了一个虚拟现实

（VR）头盔，帮她重温了 1953 年英国女王加冕时的情景。她所看的 VR 短片来自一个名为"The Wayback"的项目，该项目旨在引发老年痴呆症患者昔日的记忆和情感，帮助他们重新与亲人及看护者建立起情感纽带。而帕德费尔德所看的这部 VR 短片也是该项目制作的第一部片子，制片人和 170 名志愿者组成了一个街头派对。模拟庆祝了 1953 年 6 月 2 日伊丽莎白女王加冕典礼的情景。用户可通过下载一个免费应用到他们的智能手机上观看短片，然后可将智能手机与一个并不昂贵的虚拟现实头盔连接，就可以重温记忆了。该项目联合创始人加尼特（Andy Garnett）也曾失去一位患有痴呆症的家庭成员。他表示，"使用 VR 似乎是一个非常有趣的方式，也许可以创造一个记忆……引导出更多的谈话。"

痴呆症是由阿尔茨海默氏病等疾病引起的，痴呆症患者可能患有记忆力丧失和思考、解决问题或语言障碍。据阿尔茨海默氏症协会称，在英国有超过 85 万人患有某种痴呆症，据估计，这一数字将在 2025 年上升至一百万。作为首部 VR 短片的导演，查普曼（Sarah Chapman）在接受采访时表示，"这部短片唤起了一些观看患者的详细回忆，看到他们这么高兴真是太棒了！"英国痴呆症慈善机构的一位高级研究员德宁（Karen Dening）博士对 VR 技术的使用表示了欢迎，但他也警告称，仍需小心使用这项技术。他指出，一些痴呆症患者可能会因此产生所谓的知觉错误，可能会导致他们认知混乱，无法判断出影像的真实与虚假，最终让这些患者更加不安。目前，短片制片人正在计划他们的下一个工作，拍摄英国 1966 年世界杯胜利庆典，同时他们也希望把这个项目扩大到其他国家。

(二)合理膳食营养

1. 特定食谱预防阿尔茨海默病

我们认为,健康食谱具有四个方面作用:一是充分提供大脑需要的营养,满足大脑功能需求;二是健康食谱可以预防心脑血管疾病,促进脑健康;三是健康食谱有利于培育肠道健康菌群;四是健康食谱具有抗炎抗氧化作用,可以延缓衰老,促进大脑健康。有研究表明,肠道细菌或在阿尔茨海默病中发挥作用。瑞典 Lund 大学的新研究表明,肠道细菌可以加速阿尔茨海默病的发展。研究人员称,我们的肠道细菌对我们通过免疫系统,肠黏膜和我们的饮食之间的相互作用具有重大影响,因此,研究诸如阿尔茨海默病的研究人员对于肠道微生物群的组成是非常感兴趣的。我们的肠道菌群组成是如何组成的,取决于我们在出生时收到的细菌,我们的基因和我们的饮食。通过研究健康和患病的小鼠,研究人员发现,与健康的小鼠相比,患有阿尔茨海默病的小鼠具有不同的肠细菌组成。研究人员还在完全缺乏细菌的小鼠中研究阿尔茨海默病,以进一步测试肠道细菌与疾病之间的关系。没有细菌的小鼠在脑中具有显著更小量的 β - 淀粉样蛋白斑块。β - 淀粉样蛋白斑块是在阿尔茨海默病的情况下在神经纤维处形成的肿块。为了弄清肠道菌群与疾病的发生之间的联系,研究人员将肠道细菌从患病小鼠转移到无菌小鼠,结果发现,小鼠在大脑中发展更多的 β - 淀粉样斑块。研究显示肠道细菌和阿尔茨海默氏病之间的直接因果关系,完全缺乏细菌的小鼠在大脑中发展出更少的斑块。

新知识

《细胞》：改变饮食，可促进毛细血管新生，或开辟延缓衰老保持健康的新方向

血管健康对衰老和寿命非常重要。随着年龄的增加，血管也会出现衰老。心脏的主动脉会因衰老而变得僵硬、血管壁变厚，导致血压升高，心肌肥大，影响心脏泵血。然而，血管的衰老并不仅仅是指动脉，毛细血管也同样会衰老，表现为数量上的减少和血管壁的增厚，物质交换受阻，而人体中器官和组织的功能又恰好是非常依赖毛细血管系统物质交换的正常运行的。过去的研究发现，常见的老年疾病和症状，如阿尔茨海默病、骨质疏松、肌肉减少以及肝脏的功能减退都与毛细血管的减少有关。而且在衰老过程中，不仅血管少了，血流量也会减少，红细胞产生速度变慢，容易导致失血后难恢复和老年性贫血。这些因素综合起来，使得有研究人员提出，毛细血管的减少和血流量的下降是年龄相关死亡的主要原因所在。新血管生成需要生长因子（VEGF和 FGF）等条件的刺激，激活老血管中的内皮细胞，像"发芽"一样在老血管的基础上逐渐形成新血管。除了生长因子，去乙酰化酶 SIRT1 也可以做到这点。SIRT1 在衰老的过程中减少，而它的激活是烟酰胺腺嘌呤二核苷酸（NAD＋）依赖性的，因此，理论上来说，补充 NAD＋的前体物质，增加 NAD＋的量，就能促进新血管生成。在《细胞》杂志上，哈佛医学院 David Sinclair 教授的团队就发现，把前体物质烟酰胺单核苷酸（NMN）补充给小鼠之后，NAD＋的水平增加，SIRT1 激活，Notch 信号通路被抑制，血管内皮细胞的增殖能力增强，同时凋亡减少，不仅增加了新生

血管，还阻止了老血管的"崩溃"，改善了衰老小鼠整体的毛细血管系统结构。

《自然通讯》杂志上也发表了一个关于补充 NAD + 前体物质保护心血管的 I 期临床试验，不过这个试验用的是另一种前体物质，烟酰胺核糖核苷（NR），它可以进一步转化为 NMN。参与试验的 24 名 55 ~ 79 岁的老年人和"准老年人"口服补充 NR 六周，结果发现 NAD + 的水平平均提高了 60%。根据最新的高血压标准，这些志愿者中有 13 人处于血压较高或是高血压 1 期（120 ~ 139mmHg/80 ~ 89mmHg），补充 NR 使他们的收缩压降低了超过 9mmHg，根据以往的高血压药物临床研究，这种程度的下降可以将心血管事件的发生风险降低 25%。除此之外，志愿者们的颈动脉 - 股动脉脉搏波速度（cfPWV）也呈下降趋势，平均下降了 41.5m/s。cfPWV 是目前衡量主动脉僵硬程度的"金标准"，速度越快，动脉弹性越差，僵硬程度越高。虽然 cfPWV 这个结果在多次校正后被认为没有统计学意义，可能是因为 I 期临床人太少了的关系，但至少研究结果看起来，NAD + 的补充对心血管是有保护趋势的。不仅对毛细血管和动脉有好处，在 Sinclair 教授的研究中，他们还发现 NAD + 改善了血流量，而另一个信号分子也起到了这些作用，它就是硫化氢（H2S）。Sinclair 教授发现，硫化氢前体物质的补充确实提高了 SIRT1 酶的水平，使得内皮细胞迁移增加，新生血管也随之增加，而且要是和 NMN 联合使用，效果就更好了。哈佛大学公共卫生学院的 James Mitchell 教授也在《细胞》上发表了一篇研究。他的团队在几年前发现，限制甲硫氨酸摄入的饮食方式会增加硫化氢的水平，由此他们推测，限制甲硫氨酸是不是也能改善血管衰老呢？研究人员给小鼠设计了一种低甲硫氨酸且缺乏半胱氨酸（另一种含硫氨基酸）的饮食，经过2个月的喂养，这些小鼠骨骼肌中的毛细血管数量果然比对照组更多。如果只是这样，那是不可能登上《细胞》杂志的，研究人员在后续的实验中搞清楚了其中的机制。和 Sinclair 教授一样，Mitchell 教授也发现，在限制了甲硫氨酸摄入，增加了硫化氢水平后，内皮细胞的迁移和从老血管中"发芽"的数量增加了。进一步的研究发现，GCN2/ATF4 通路在这个过程中被激活，GCN2激酶是一种氨基酸"感受器"，在氨基酸缺乏时被激活，下游的ATF4（转录激活因子4）也随之增加，调控生长因子 VEGF 的表达水平升高，刺激了血管的生成。这一系列的研究结果对于逆转血管衰老来说意义重大，无论是饮食还是药理上，而且对肿瘤治疗中的抑制新生血管形成也有所启发。

下列是多种健康食谱，老年人可以根据自己情况，以 MIND 食谱为基础，进行适当调整，建立自己的日常健康食谱。

（1）MIND 食谱

2015 年，Morris 带领其在拉什大学和哈佛大学的团队制定了一份特殊的食谱——MIND，取自"Mediterranean – DASH Intervention for Neurodegenerative Delay"的缩写，他们基于关于食物、应用影响大脑健康的研究定制了食谱，为临床试验做准备。顾名思义，MIND 混合了地中海（Mediterranean）和 DASH（防治高血压）的食物结构，这两种饮食习惯均被证实能够降低心血管疾病的患病风险，例如高血压、糖尿病、心脏病和中风。MIND 饮食规定每天要吃十种食物——绿叶蔬菜、其他蔬菜、坚果、浆果、豆类、全谷物、鱼类、家禽、橄榄油和葡萄酒。避免吃五种食物——红肉、黄油和人造黄油、奶酪、糕点和糖果、油炸食品或快餐。研究表明，MIND 饮食能够减缓认知能力的衰退，从而降低阿尔茨海默病的发生概率。

（2）DASH 饮食

DASH 饮食是由 1997 年美国的一项大型高血压防治计划（Dietary Approaches to Stop Hypertension，DASH）发展出来的饮食，在这项计划中发现，饮食中如果能摄取足够的蔬菜、水果、低脂（或脱脂）奶，以维持足够的钾、镁、钙等离子的摄取，并尽量减少饮食中油脂量（特别是富含饱和脂肪酸的动物性油脂），可以有效地降低血压。因此，现在常以 DASH 饮食来作为预防及控制高血压的饮食模式。

DASH 饮食的饮食原则：多吃全谷食物和蔬菜。这类食物富含纤维、钙、蛋白质和钾，有助于控制或降低高血压。适度吃瘦禽肉和鱼类将有益心脏。爱吃甜食的话，就多吃水果，拒绝饭后甜点。限制食盐摄入量，最好以辣椒等调味料和柠檬取代额外食盐。

以 2000 大卡为标准热量设计的每日 DASH 饮食。你可以根据自己每日所需的热量，按比例调整食物的量。

表 1　DASH 饮食

食物类别	分量	每份分量	举例
全谷物	6 – 8	1 片全麦面包、半碗饭	糙米饭、全麦面包、麦片粥
蔬菜	4 – 5	100g 新鲜蔬菜、半碗熟蔬菜	番茄、胡萝卜、西蓝花、绿叶菜
水果	4 – 5	1 个中等大小的水果	苹果、香蕉、橘子
奶制品	2 – 3	1 杯低脂牛奶 \ 酸奶、45g 左右的奶酪	脱脂奶、低脂酸奶、低脂奶酪
瘦肉、家禽和鱼类	< 6	28g 熟禽肉、海鲜、瘦肉或 1 个鸡蛋	去皮的鸡肉、三文鱼

续表

食物类别	分量	每份分量	举例
坚果、种子和豆类	4-5（每周）	一小把（约28g）坚果、1/2杯煮熟的豆子	花生、核桃、瓜子、腰果
油脂类	2-3	5mL植物油或30mL蛋黄酱	橄榄油、色拉油、花生油
甜点	<5（每周）	15mL砂糖、果糖或果酱	糖果、冰糕

1）全谷物

全谷物相比精制谷物有更多的纤维素和营养，比如B族维生素。

选择糙米、全麦面包来代替我们日常吃的白米饭和白面包，五谷饭、杂粮面或是麦片粥都是不错的选择。

谷类食物中脂肪的含量很低，在烹饪的过程中，请不要加额外的油脂（奶油意面、花生酱抹面包什么的要适可而止，炒饭也请少放油）。

2）蔬菜

蔬菜富含膳食纤维、维生素以及微量元素（比如镁和钾）。别再认为蔬菜只是配菜啦！种类丰富的蔬菜和糙米饭搭配，就是健康的主餐。

为避免蔬菜太多的感觉，除了绿叶类还可选择不同口感的蔬菜，比如黄瓜、萝卜、笋。

你可以有很多机智的小方法，比如将菜入饭，做成菜饭；或是在蔬菜炒肉中，把肉的量减半，而把蔬菜的量翻倍，这样，每天的蔬菜摄入量就提高了。

3）水果

和蔬菜一样，水果们富含膳食纤维、钾和镁，而且脂肪含量也很低。

当然，牛油果和椰子可能是例外。

用完每餐后可以加个水果。

如果你选择果汁，不要额外添加糖。

4）奶制品

奶制品是钙，维生素 D 和蛋白质的主要来源。但是别忘了选择低脂的奶制品，要不然它们可能会是脂肪的主要来源，而且大部分是饱和脂肪。

可能大部分亚洲人会受到乳糖不耐受的困扰，这时候，酸奶就是你的好朋友了。低脂的酸奶可以满足你对甜食的需要，同时也提供奶制品的营养。你也可以配上水果一起吃，即美味又健康。但不要选择糖渍水果。

除了直接喝，还可在牛奶中加入燕麦、麦片，煮成牛奶麦片粥。

5）瘦肉、家禽和鱼类

肉类是蛋白质、B 族维生素、铁和锌的丰富来源。但是由于瘦肉中也含有脂肪和胆固醇，所以，别让它们成为你饮食的主角。

把禽肉和瘦肉的皮和脂肪去掉之后再烹饪，炒、蒸的烹饪方式比油炸更健康。

有条件的话可以选择一些有益于心脏健康的鱼类，比如三文鱼、鲱鱼或金枪鱼。这些鱼类富含 $\omega-3$ 不饱和脂肪酸，有助于降低总胆固醇水平。

6）坚果、种子和豆类

它们是很好的镁、钾和蛋白质的来源。也许不少人担心坚果的脂肪含量很高，但其实坚果含更健康的脂肪成分——单一不饱和脂肪和 $\omega-3$ 不饱和脂肪酸。它们的确热量很高，所以，学会适度地食用。

你可以在日常菜肴中加入坚果，比如松仁、玉米；在沙拉和粥中加入适量坚果也是不错的选择。

选购时请避免过咸或裹糖的坚果。

豆制品，比如豆腐，含有人类所需的氨基酸，是肉类的良好替代品。

7）油脂类

油脂能帮助你的身体吸收某些维生素，并且是免疫系统所必需的。但是，过多的脂肪摄入会增加心脑血管疾病、糖尿病和肥胖的风险。

饱和脂肪和反式脂肪是增加胆固醇水平和心脑血管疾病的重要"帮凶"。请限制猪油、黄油、奶油等的摄入量。

在购买食物的时候阅读食品标签，选择饱和脂肪含量低、不含反式脂肪酸的食品。

8）甜点

在 DASH 饮食中，你不需要彻底和甜点决裂，放轻松，每周不超过 5 份即可。

人工甜味剂，比如阿斯巴甜，可以让你满足甜蜜的需求的同时避免额外热量摄入。因此，你可以用零度可乐来代替普通可乐，但别用它来代替牛奶或白开水。

尽可能减少额外添加的精制糖摄入，它们仅仅提供热量，而不会带来任何额外的营养素。

9）酒精和咖啡因

过量饮酒将会导致血压升高。DASH 饮食建议男性控制每日饮酒量不超过 2 杯，而女性则是每日 1 杯以下。

DASH 饮食并未限制咖啡因的摄入。目前咖啡因对血压的影响在学术界还没有定论，如果已经患高血压，而又担心咖啡会影响到血压，建议咨询专业医生的意见。

（3）地中海饮食

地中海饮食（Mediterranean diet），是泛指希腊、西班牙、法国和意大利南部等处于地中海沿岸的南欧各国以蔬菜水果、鱼类、五谷杂粮、豆类和橄榄油为主的饮食风格。研究发现地中海饮食可以减少患心脏病的风险，还可以保护大脑免受血管损伤，降低发生中风和记忆力减退的风险。现也用"地中海式饮食"代指有利于健康的，简单、清淡以及富含营养的饮食。

地中海式饮食的特性是基于植物的、富含不饱和脂肪酸、抗氧化剂和植物化学物质。

地中海饮食结构特点：

1) 以种类丰富的植物食品为基础，包括大量水果、蔬菜、土豆、五谷杂粮、豆类、坚果、种子；

2) 对食物的加工尽量简单，并选用当地、应季的新鲜蔬果作为食材，避免微量元素和抗氧化成分的损失；

3) 烹饪时用植物油（含不饱和脂肪酸）代替动物油（含饱和脂肪酸）以及各种人造黄油，尤其提倡用橄榄油；

4) 脂肪占膳食总能量的最多35%，饱和脂肪酸只占不到7%～8%；

5) 适量吃一些奶酪、酸奶类的乳制品，最好选用低脂或者脱脂的；

6) 每周吃两次鱼或者禽类食品（项研究显示鱼类营养更好）；

7) 一周吃不多于7个鸡蛋，包括各种烹饪方式（也有建议不多于4个）；

8) 用新鲜水果代替甜品、甜食、蜂蜜、糕点类食品；

9) 每月最多吃几次红肉，总量不超过7～9两（340～450克），而且尽量选用瘦肉；

10) 适量饮用红酒，最好进餐时饮用，避免空腹。男性每天不超过两杯，女性不超过一杯。

54

11）除平衡的膳食结构之外，地中海式饮食还强调：适量、平衡的原则，健康的生活方式，乐观的生活态度，每天坚持运动。

地中海饮食具体结构：

1）膳食富含水果、蔬菜、五谷杂粮

富含该类食物的均衡食谱可以促进健康，控制体重。这类食物主要提供维生素、矿物质、能量、抗氧化剂及纤维。地中海沿岸各个国家饮食结构固有不同，但有一种蔬菜是各国的菜谱里都不会缺少的，那就是番茄，番茄可以抑制胆固醇的氧化，减少患心脏病的风险。番茄素的一个显著特点是抗癌，尤其对胃癌、结肠癌、直肠癌、前列腺癌等的预防非常有效。

五谷杂粮则包括小麦、大麦、燕麦、大米、稞麦、玉米，等等。为了防止大量维生素、矿物质、纤维被破坏，加工烹饪的时候应尽量简化。用粗粮制成的面条和面包主要成分是碳水化合物。碳水化合物没有提供给人体更多的营养物质，但它被消化后转化成糖，为身体这架机器的正常运转注入了能量。在地中海人的典型食谱中，面条通常只是前菜和头盘，并不当作主食吃，三明治吃得也很少，所以实际上地中海饮食法中的面食并不可怕，人们按照传统的地中海食谱吃面食，既能保证身体得到足够的"燃料"，又不会发胖。

2）橄榄油

是地中海饮食的核心。当地居民普遍有生吃橄榄的习惯，并用橄榄油作为食用油来烹饪、烘烤食品和调拌沙拉、蔬菜。橄榄油味道有点辛辣，富含不饱和脂肪酸，是非常健康的油脂，有助于降低胆固醇水平。胆固醇很容易沉积在动脉血管中，造成动脉硬化和阻塞。而橄榄油的另一个好处是能使血液变稀，有助于防止形成微小的血液凝块，从而防止心肌梗塞等心脏疾病的发生。轻榨优质橄榄油尤其富含有利健康的好脂肪、营养素和矿物质。

3）坚果、豆类、种子

是健康脂肪、蛋白质和纤维的重要来源。它们丰富了地中海菜肴的美味与口感。豆类能缓慢、平稳地把糖分释放到血液中，只要每天摄取25克豆类蛋白，就可降低血液里的胆固醇和其他有害血脂如甘油三酯的含量，如果再配合低胆固醇和低饱和脂肪饮食，则可降低心脏病的发病率。豆类蛋白对癌症、肾病及糖尿病等的治疗也有帮助。

4）香料

香料的运用可以改善食物色香味，同时减少烹饪中油盐的用量，使菜肴变得清淡健康。同时，香料本身富含广谱抗氧化剂。添加大量多样的香料是地中海美食的一大特色。常吃大蒜对减少高血压发病率的概率在1/3以上。大蒜最显著的好处是能降低胆固醇水平、降低血压和血液黏稠度。而高胆固醇、高血压和高血黏度正是心脏病的三大元凶。

5）酸奶、奶酪

每日少量适量吃些酸奶或奶酪也是地中海膳食的一个特点。该类食品中的钙能促进骨骼健康。低脂脱脂的乳制品也降低了该类食品中原有脂肪带来的副作用。

6）鱼虾海鲜

鱼虾海鲜可以给食用者提供大量健康的蛋白质。金枪鱼、鲱鱼、沙丁鱼、三文鱼、鳊鱼富含对心脏有益的亚麻脂酸（$\Omega-3$ 脂肪酸）。地中海海域盛产沙丁鱼，沙丁鱼肉中含有丰富的 $\Omega-3$ 脂肪酸，有助于降低血液黏稠度和血压，保持正常的心律，提高有益的高密度脂蛋白的水平。科学研究发现，如果人体摄入较多的 $\Omega-3$ 脂肪酸，能够大大降低心脏病发病的风险和预防心跳停止导致的猝死，对关节炎、抑郁症等疾病的发生也有很好的控制作用。含有类似营养的贝壳类海鲜有蚌、蛤、虾等。烹调鱼虾时应少用面糊油炸。

7）鸡蛋

是优质蛋白质的主要来源，尤其适合不吃肉的人。地中海地区居民烹调鸡蛋的主要方式是用于烘烤食品中。

8）猪肉、牛肉、羊肉（统称为红肉）

地中海地区居民只吃少量红肉，并主要吃瘦肉。与红肉不同，家禽富含蛋白质而少含饱和脂肪酸，所以更健康。肉馅的肥瘦肉比例最好是1：9。

9）红酒

红酒对心脏有益是大家公认的。但饮酒要适量，男性每天不超过两杯，女性不超过一杯。而且饮酒时要保持愉快、豁达的心情。还要特别注意的是，某些药物和酒精产生化学反应，此时是否能饮酒要遵医嘱。

10）水

生命之源。每天适量饮水有益于保护身心健康、保持好的心情、保证精力充沛。对水的需求因人而异。每个人应该根据自身体重、运动量等情况决定饮水量。

案例证据

一项对65岁至84岁之间的意大利老年人的脑功能、注意力及记忆力进行的评估结果显示，摄入橄榄油之类的单不饱和脂肪酸越多，则他们的认知能力下降得越少。研究人员说，这可能是因为我们的脑细胞膜需要依赖脂肪酸不断得以加强，使细胞膜更为牢固。对此，研究人员评论道："似乎在人类不断衰老的过程中，对不饱和脂肪酸的需求越来越多。"

绿叶蔬菜

研究表明，经常吃绿叶蔬菜的人其认知能力要年轻 11 岁之多。抗氧化剂有利于中和一类被称为自由基的危险原子，后者会破坏细胞且被认为容易导致衰老。另一种被称为多酚的抗氧化剂在植物中天然存在且在绿叶蔬菜中大量存在，多酚有助于减少炎性反应及自由基对大脑的影响。

葡萄酒

红葡萄酒也含有一种有益的抗氧化成分：白藜芦醇。它已被证明可以减少 β－淀粉样蛋白的含量，这种蛋白在阿尔茨海默病患者脑内大量积聚。

葡萄、浆果和花生中含有较多白藜芦醇。研究人员在对其作用于小鼠时产生的效应进行研究之后，正试图进行一项更为深入的研究："葡萄中所含的白藜芦醇浓度可能永远都达不到我们研究过程中观察到的效应的有效浓度。"来自纽约阿尔茨海默病与记忆障碍 Litwin－Zucker 研究中心的 Philippe Marambaud 如是说。

浆果

在另一项研究中，浆果——特别是蓝莓和草莓——使得女性的认知能力衰退推迟了 2.5 岁。研究人员认为这是由于浆果富含抗氧化性黄酮类化合物——花青素所致。

"如果一种食物的名字里面有'莓'的话，你就没有弄错，"美国阿尔茨海默氏症基金会科学咨询委员会委员 Nussbaum 博士说道，"草莓、蓝莓、小红莓——它们都对你的大脑有益。"

鱼肉

MIND 饮食建议，每周吃一次鱼肉，增加健康 ω－3 脂肪酸的摄入。摄入更多的ω-3脂肪酸与更好的大脑功能甚至是更强大脑有关。

相反，如果你没有饮食中摄入足够的ω-3脂肪酸，你就有可能存在发展为阿尔茨海默氏病的更大风险。但正如加利福尼亚大学洛杉矶分校（UCLA）罗纳德·里根医学中心的高级营养师Dana Hunnes告诉《生活科学》的一样，最好避免摄入鱼肉中蓄积的毒素："如果你吃鱼，最好是瞄准食物链中的低级目标，寻找可持续捕捞（用钓鱼线和钓鱼竿钓上来的鱼）的鱼类。"

因此，如果我们想避免因为年龄增长而患上老年痴呆症和阿尔茨海默氏症，我们可以做的最好的事情就是改变我们的饮食习惯。

（4）生酮饮食（Keto Diet）

生酮饮食（Keto Diet）是一种效果可以媲美节食减肥法的方式。然而，最近的《细胞—新陈代谢》竟有两篇研究显示，除了可以有效变瘦之外，生酮饮食竟然可能延长寿命和提高智力。

生酮饮食是什么。简单来说，在生酮饮食的规则下，你必须将碳水化合物的摄入减至几克，甚至完全排除，再大量摄入脂肪和蛋白质来填补不吃碳水化合物所留下的能量缺口。

由于我们的身体无法直接从脂肪和蛋白质直接获得能量，所以只能以肝细胞氧化脂肪时所产生的酮体作为能量的来源。这正是"生酮"的由来。酮体是多种化合物的统称，其中的β-羟丁酸引起了研究人员的注意。他们发现，β-羟丁酸不仅仅是作为能量存在于大脑中，它还可以发射信号，改变脑中的代谢途径。由于这种改变，脑中由自由基造成的炎症和其他伤害得到了减少。因此，研究人员怀疑，β-羟丁酸很可能有抗衰老的功能。

多年前，研究人员们开始在小鼠身上试验 100% 生酮饮食对寿命和智力的效果。试验所用的小鼠在 1 年成长期之后，每日 90% 的能量都来自于植物油脂和豆类蛋白。在这两篇论文中：一篇的生酮小鼠比正常饮食的对比组多活了大约 4 个月，另外一篇的生酮小鼠则在测试它们记忆力和学习能力的迷宫问题中，获得的成绩比对比组好很多。

当然，这只是解开生酮饮食以及 β - 羟丁酸隐藏的秘密的第一步。因为，虽然小鼠大脑是个很好的人脑模型，但是人类的身体结构毕竟与小鼠不同。人类通过猎杀动物来摄入蛋白和脂肪的历史已经有数万年，而小鼠一直以来的主要食物都是谷类，也就是碳水化合物。因此，我们很难用小鼠对生酮饮食的反应来完全预测人类的反应。

（5）绿茶或可改善肥胖、记忆障碍，预防痴呆

绿茶是世界上消费最多的饮料之一。绿茶有一些众所周知的抗氧化剂，即 EGCG（绿茶茶多酚的主要组成成分），一种在草莓和苹果中都有的儿茶素。一项最新研究着眼于 EGCG 如何对抗高脂高糖饮食的一些有害影响，研究结果发表在学术杂志上。需要注意的是，这项研究是在小鼠身上进行，在人体的实验结果如何还不完全清楚。但考虑到抗氧化剂的功能，以及小鼠和人类的相似性，所以研究结果很可能也适用于人类。

研究人员将把 3 个月大、雄性、C57BL/6J 小鼠分成三组，一组作为对照组，给予标准饮食；第二组，给予高果糖饮食；第三组，给予高果糖饮食，并给予 EGCG2g/升的饮用水。喂养 16 周后，研究人员测量了小鼠的体重、胰岛素功能、基因表达和认知功能。

结果表明，正如预期所想的那样，第二组、第三组高果糖饮食的小鼠比对照组小鼠体重要重。但第二组比第三组的小鼠也重的多，也就是说，

EGCG 的加入似乎抵消了不良饮食的影响。而且第三组的小鼠在 Morris 水迷宫测试中也表现得更好，这表明，EGCG 能够改善高果糖诱导的记忆障碍。

这项研究的有趣之处在于，研究小组还揭示了这种联系背后的一些机制。比如，他们发现第三组小鼠中枢神经系统的胰岛素功能也更好。EGCG 似乎对大脑有神经保护作用，特别是保护大脑中负责学习和记忆的海马体中的新神经元。EGCG 影响了与食欲调节有关的基因表达，当动物或人类要食用高脂肪、高糖食物时，这些基因已被调控。

这些结果也可能和我们人类相关，一些研究表明，经常喝绿茶的人患乳腺癌等癌症的风险更低。还有一些研究表明，中度绿茶饮用者（5 杯/天）的心脏疾病风险降低了28%。（有趣的是，红茶不存在这种作用。）

而且结果也符合我们对各种饮食对健康影响的认识：有很好的证据表明，除了体重增加和代谢综合征，典型的西方饮食也与认知衰退、阿尔茨海默病有关。而像地中海这样的植物性饮食与更好的体重、更好的认知、减少痴呆风险有关。这可能与植物性饮食的抗氧化剂的含量更高的原因有关。

值得注意的是，现有的许多绿茶研究都是在亚洲人群中进行的，这些人可能和美国人的饮食习惯截然不同，所以可能会有其他的变量在起作用，或者更复杂的相互关系。因此，这项研究绝对不是吃垃圾食品的许可证，然后用绿茶来抵消伤害。而是一种探索，饮食中的抗氧化剂作用到底有多强。

如果您现在喝绿茶，那请继续保持。如果您没有喝，那可以尝试一下。但也别忘了做其他的关于健康饮食和生活方式的事情。

（6）可可和巧克力

有研究对可可黄烷醇在不同认知功能上产生的短期和长期影响进行了研究，发现每天服用可可黄烷醇可有效改善认知功能。均衡的饮食中巧克力是必不可少的——这常常是巧克力作为零食的正当理由。现在看来，这个说法真的很有道理，因为可可豆中富含一种具有神经保护功能的天然化合物——黄烷醇。

最近发表在《营养学前沿》的一篇综述中，意大利研究人员对可可黄烷醇在不同认知功能上产生的短期和长期影响进行了研究。换句话说，就是在吃了可可黄烷醇几个小时之后你的大脑发生了什么？以及长期食用富含可可黄烷醇的食物，你的大脑会有什么变化？

尽管探索可可黄烷醇短期影响的对照实验很少，但绝大多数研究已表明可可黄烷醇对认知功能大有裨益。被试者在服用可可黄烷醇后，其工作记忆和视觉信息处理能力得到明显提高。而对于女性被试者，服用可可能够有效对抗睡眠缺乏所造成的认知损害（即任务完成的准确性降低）。这一结果对于长期受到失眠困扰和倒班的人来说是个好消息。

当然需要注意的是，可可短期影响的测量取决于所用认知测试的长度和精神负荷。比如，对年轻健康的成年人就需要通过高标准的认知测试才能揭示出短期内可可黄烷醇对其行为产生的细微影响。

可可黄烷醇对认知相对长期（5天－3个月）影响的研究对象主要是老年人。研究结果显示每天服用可可黄烷醇对他们的认知表现有明显改善，包括注意力、反应速度、记忆力以及语言流畅性等方面都受到显著影响。这些改善在已开始出现记忆力减退的老年人中更为显著。

黑巧克力是黄烷醇的主要来源。所以我们每天总要吃一些黑巧克力。

（7）多营养饮料

《柳叶刀》子刊：MIT 大牛科学家发明神奇功能饮料，可显著延缓早期阿尔茨海默病患者认知衰退。研究者给阿尔茨海默病（AD）早期患者提供一种名为 Souvenaid 的医疗食品，服用持续 24 个月。在全面测试心理功能的神经心理测试（NTB）（包括感觉、直觉、运动、言语、注意力、记忆和思维等指标）中，没有表现出显著差异，未达到主要临床终点。但在主要评价认知功能的临床痴呆评定量表（CDR－SB）中，服用 Souvenaid 的患者认知能力衰退减少了 45%。患者脑部核磁共振（MRI）扫描结果显示，他们的大脑海马体萎缩程度也减少了 26%。现在科学家普遍认为海马体萎缩率是阿尔茨海默病进展的一个可靠的指标。说明 Souvenaid 对延缓早期阿尔茨海默病进展、提高患者生存质量有一定的意义。这种食品中含有 ω－3 脂肪酸、胆碱、尿苷，除此以外还有多种维生素和稀有元素。

大脑是个比较特殊的器官，在大脑中发生的很多生化反应速率都受底物浓度的控制，脑细胞产生磷脂也是如此。磷脂是细胞膜的组成成分之一，要是磷脂不足，当然就没法产生新的细胞。ω－3 脂肪酸、胆碱、尿苷是磷脂的前体，实验证实，通过补充这三种营养物质，可以增加海马体神经元的突触数量。阿尔茨海默病患者脑部神经元受损，活跃的突触数量减少，这是他们认知衰退的根本原因。既然这些营养物质能够让患者产生新的突触，那么就能够改善他们的认知能力，缓解疾病的进展。

（8）适当补充维生素和微量元素

适当补充维生素 D、复合维生素 B 和一些微量元素。

另外我们主张：如果没有禁忌症，老年人吃一点辛辣食品如辣椒、肉桂等，可以促进激素、神经递质分泌，促进新陈代谢。

（9）白藜芦醇

白藜芦醇是多酚类化合物，又称为芪三酚，是肿瘤的化学预防剂，也可降低血小板聚集，预防和治疗动脉粥样硬化、心脑血管疾病。主要来源于花生、葡萄（红葡萄酒）、虎杖、桑椹等植物。

2003年哈佛大学教授DavidSinclair及其团队研究发现，白藜芦醇可激活乙酰化酶，增加酵母菌的寿命，这一发现激发了人们对白藜芦醇抗衰老研究的热潮。到目前为止，有研究已经证实白藜芦醇具有延长酵母、线虫、果蝇及低等鱼类寿命的功效。

白藜芦醇是存在于植物中的天然抗氧化剂，其发挥抗氧化的作用机理主要是清除或抑制自由基生成，抑制脂质过氧化、调节抗氧化相关酶活性等。Kimura等报道，白藜芦醇在 $1.3\mu g/mL$ 时，能对大鼠红细胞的自氧化溶血和由 H_2O_2 引起的氧化溶血起到明显的抑制作用，并抑制小鼠心、肝、脑、肾的体内外过氧化脂质的产生。近年来，人们对白藜芦醇的抗氧化、清除自由基的生理功能广泛关注，因为这些生理代谢涉及如动脉粥样硬化、老年痴呆症、病毒性肝炎等与人体健康密切相关的许多生理疾病。

目前，科学界对白藜芦醇的抗痴呆效果，仅在动物开展研究，更充分证据还需要进一步研究。

知识窗

根据美国加州大学洛杉矶分校（UCLA）的一项研究显示，咖喱香料中所含的姜黄素（curcumin）可以提高人类近30%的记忆力，同时缓解情绪问题。发表在《美国老年精神病学》杂志上的这项研究发现，姜黄素能减少人类大脑中与记忆相关联区域中蛋白质斑块的堆积，而大脑中蛋白质斑块的堆积正是老年痴呆的重要发病因素。文章第一作者，UCLA塞梅尔神经科学和人类行

为研究所老年精神病学系的 Gary Small 博士同时也是 UCLA 长寿
中心老年精神病学专业负责人，他说，姜黄素是提取自姜科（如
姜黄）、天南星科中一些植物根茎中的一种化学成分，最初被证
实具有抗炎、抗氧化的作用。目前，姜黄素已经被作为一种草药
应用于关节炎、癌症和心脏病的治疗。姜黄素正是印度咖喱香料
中最常用的食品添加剂（增加咖喱等食物的色彩），因此它被认
为是印度老年人老年痴呆患病率低、认知能力较好的一个可能原
因。在这项为期18个月的双盲安慰剂对照实验中，研究者募集了
40名受试者，他们的年龄在50~90岁，身体健康但有轻微记忆
衰退现象。研究人员把受试者们随机分为两组，一组每天服用姜
黄素两次，每次90毫克（姜黄素与附加剂一起服用），另一组服
用同等剂量的安慰剂。研究者每三个月记录一次受试者的心律、
甲状腺功能和总体健康状况，同时还对受试者在研究开始之前及
6个月时分别进行一次认知评估，18个月后还做了血液中姜黄素
的含量分析对比。除此之外，有30名受试者还接受了大脑 PET
扫描检测，以确定大脑中淀粉样蛋白和 tau 蛋白的含量。研究结
果显示，连续18个月服用姜黄素的受试者其记忆力提高了28%，
同时他们的情绪也得到了轻微改善。大脑 PET 扫描结果显示，服
用姜黄素的受试者大脑杏仁核（产生情绪，识别情绪和调节情
绪，控制学习和记忆的大脑区域）、下丘脑（控制记忆、情绪功
能的主要大脑区域）中的淀粉样蛋白和 Tau 蛋白累积明显少于服
用安慰剂的受试者。Small 博士说，长期服用这种相对安全的姜黄
素可以提高人的认知能力。在此基础上，研究人员计划接下来在
痴呆高遗传风险的人群中进行更大规模的试验。

《英国营养学报》上的一项研究同样发现，姜黄素可以减少β-淀粉样蛋白的堆积，从而对神经元起到了一定的保护作用。β-淀粉样蛋白的堆积具有神经毒性，能引起各种免疫炎症反应和神经毒性级联反应，从而引起广泛的神经元变性，甚至死亡，最终导致记忆和认知功能障碍，产生老年痴呆症状。由此可见，炎症是导致痴呆和重度抑郁症的一大因素。姜黄素具有抗炎作用，能够改善记忆力，有助于精神健康。日本武藏野大学研究小组还曾利用老鼠对姜黄素的作用进行了调查研究。结果证实，食用姜黄素的老鼠记忆力明显高于没有食用姜黄素的老鼠。

（10）避免不利大脑的饮食

1）高糖饮食

有研究发现，常喝含糖饮料升高脑萎缩风险。来自 Framingham 心脏研究（FHS）的数据显示，经常摄入含糖饮料（如碳酸饮料、果汁等）可显著增加记忆力下降、脑总体积/海马缩小的风险。此外，研究者还发现，每天摄入低热量碳酸饮料（diet soda）者罹患缺血性卒中及痴呆的风险接近不喝此类饮料者的 3 倍。这些研究共纳入了约 4000 名 30 岁以上的个体，并评估了这些受试者的大脑结构及认知功能，以探究饮料的摄入是否与大脑体积及思维记忆功能的改变存在相关性。研究者随后针对 2888 名 45 岁及以上个体罹患卒中的情况，以及 1484 名 60 岁及以上个体罹患痴呆的情况进行了为期 10 年的跟踪随访，并得到了如上发现。研究者指出，受试者存在的基础疾病，如心血管疾病、糖尿病、高血压，并不能完全解释上述研究结果。例如，经常饮用低热量碳酸饮料的患者同样更易患糖尿病，而后者可升高痴呆的风险；然而，即便排除糖尿病的因素，低热量碳酸饮料的摄入仍与痴呆风险的升高相关。虽然目前还不能肯定含糖饮料的摄入与中风、痴呆等疾病存在必然的因果关系，研究者还是建议人们不应该经常饮用含糖及所谓的"无糖"饮料。目前仍需进一步研究，以明确摄入人工甜味剂是否会给大脑带来危害。

2）高脂饮食

避免高脂饮食。高脂饮食会有害脑血管健康，进而有损大脑神经细胞。

3）饮食中有毒重金属

避免饮食中铅、汞、铝等对大脑有害的重金属。

4）高盐饮食

美国科学家在英国《自然—神经科学》杂志上的一项小鼠研究发现，高盐饮食会影响大脑健康——其导致肠道免疫系统发生变化，进而引发认知功能缺陷，而改变生活方式可能扭转这一结果。已知高盐饮食会导致人类血压升高，增加患心血管疾病的风险。在细胞层面，过度的盐摄入会导致内皮细胞（覆盖血管的内表面，调节血管张力）功能异常，但是这种功能异常对于不同器官的长期影响一直以来并不清楚。美国威尔康奈尔医学院的研究团队此次让小鼠摄入高盐饮食——与部分人类饮食中的高盐程度比例相当。几周后，小鼠内皮细胞出现功能异常，脑血流量减少，并且在多个行为测试中表现出认知受损，但是血压没有变化。高盐饮食也增加了小鼠肠道内 TH17 白血细胞的数量，并提高了这些细胞所释放的一种促炎症分子（IL – 17）水平。研究人员发现，正是血流中 IL – 17 的增加导致高盐饮食对脑血管功能和行为造成了负面影响。虽然这些都是根据小鼠实验得出的结果，但是也表明 IL – 17 能以类似方式影响人类脑血管内皮细胞，这意味着，高盐饮食可能对人类脑健康造成负面影响。值得注意的是，小鼠回归正常饮食或通过药物干预，可以逆转高盐饮食的后果，即改变生活方式或研发新型处方药，有望预防或帮助逆转相关后果。

知识窗

吃太多盐增加老年痴呆风险

吃盐太多会升高血压众所周知，可很少人知道吃盐还和老年人死亡的第四大杀手——老年痴呆有关。发表在"自然神经科学"（Nature Neuroscience）上的最新研究显示：吃的过咸会引发炎症性免疫反应，会剥夺大脑氧气，损害神经元，增加老年痴呆的风险。

吃盐多，认知功能差

威尔康奈尔大学中风和痴呆专家Iadecola博士以小鼠为研究对象，进行了相关研究。他们将小鼠分为两组，其中一组饲喂了高盐饮食（相当于人类每天多吃一茶匙的盐）。一段时间后，对小鼠进行识别测试。研究发现高盐饮食的小鼠需要花更多的时间才能找到新的物体，这显示它们的空间记忆能力较差；小鼠在迷宫中更难找到逃生洞，这显示他们的空间记忆能力更差。此外，高盐饮食的小鼠还忘记了如何使用更好的材料，建造一个巢穴。从时间上来说，高盐饮食的小鼠认知能力在8周后有损伤，而对照小组（未食用高盐饮食的小鼠）在12周后才显示有记忆损伤。对小鼠的脑部扫描显示：咸味饮食导致血管内皮细胞功能障碍，导致血液流向脑部。而小鼠恢复到正常饮食后，高盐饮食的效果被逆转过来，仅仅四周，脑部扫描显示血流量和内皮功能再次健康。

吃盐与老年痴呆背后的关系

Iadecola博士解释说，这与高盐饮食会促发免疫反应有关。

吃了高盐饮食，会导致 Th17 的促炎性免疫细胞 IL－17 的数量增加。而该炎症反应会对大脑供血的脑血管系统造成损害，也会抑制内源性一氧化碳的产生。一氧化碳是一种重要的内源性气体信号分子，在生理状态下，具有舒张血管、抑制血管平滑肌细胞增殖的作用，此外，一氧化碳还可以促进这大脑海马区形成新的记忆，对认知功能十分重要。所以，一氧化碳的量减少了，部分神经元的功能就会减弱。Iadecola 博士说："正常的认知功能需要适当的，有规律的血流输送。神经细胞非常挑剔，像小孩子一样，他们只想要一种食物：只有葡萄糖和氧气。如果没有足够的这两种食物，神经元的功能就不好。而研究显示，高盐饮食会造成大脑中的氧气窒息，进而增加老年痴呆的风险。"

为治疗痴呆开辟了新路径

英国阿尔茨海默病研究（*Alzheimer's Research UK*）的研究主管 Sara Imarisio 博士表示：该研究揭示了一种将饮食习惯与心理疾病联系起来的新的"胆脑轴"。也就是说如果我们可以减少饮食中盐分的摄入，可以降低老年痴呆的风险，这对于患有记忆障碍或痴呆症的人，是一条新的途径。这项研究还突出了免疫系统对于大脑健康的重要性，表明了肠道的变化可以对大脑健康发挥作用。同时提示开发阻断有害 IL17 的药物可能有助于保护大脑免受老年痴呆的损害。

预防老年痴呆，少吃加工食品

随着健康意识抬头与医疗技术进步，人类寿命越长，但老年痴呆症等老化疾病就会越普遍。2017 年全球老年痴呆症人口近 5 千万人，到了 2050 年人数将高达 1 亿 3150 万人。老年痴呆当中有近七成是来自阿尔茨海默病，美国科学家认为，生活方式改变的确可以延迟或避免疾病发作。康乃尔大学威尔医学院的阿尔茨海默病预防诊所医生 Lisa Mosconi 投书 QUARTZ 表示，这是一场进行中的流行病，原因包括不良基因、衰老、生活方式都有可能，但从科学观点来看，不管是阿尔茨海默病还是癌症，都跟加工食品有很大关系。在一个廉价的个人基因组学时代，人们普遍认为，阿尔茨海默病与癌症一样，本质上是一种遗传结果。但实际上，只有不到 1% 的人是由于 DNA 基因突变而发病，因此大多数阿尔茨海默病病患者不是由这些突变造成。

痴呆症、癌症、心脏病、糖尿病等疾病风险大部分与行为和生活方式因素有关。在一项大规模研究中，研究人员发现超级加工食品消费量增加 10%，导致整体癌症事件增加 12%。在流行病学研究中，每天食用 2 克反式脂肪的人，罹患疾病的风险比少于 2 克的人高 2 倍。

科学家的共识是，透过改善生活方式可以预防三分之一以上的阿尔茨海默病病例，还能维持心血管健康，保持智力刺激，当中最重要的就是健康饮食。现在很难避免加工食品，超级加工食品占美国人摄取饮食量的一半，包括大量生产的包装食品，以及含有氢化油、化制淀粉和蛋白质分离物等制成物质的食品，像是面包、零食、糖果、苏打水、糖饮料、鸡块、泡面、微波食品、人造奶油、加工奶酪、大多数奶精都是。这些食物摄取过多会引发癌症，以及增加认知能力下降和失智症的风险。虽然有些人认为有机加工食品的危害性可能低于非有机加工食品，但它仍然是加工食品，因此应尽量减少。Mosconi 强调，老年痴呆不是在年老时才发生的疾病，而是需要几十年的变化。换句话说，2050 年罹患阿尔茨海默病的人，大脑可能已开始出现问题。因此，要预防老年患病，有必要现在就采取措施改变饮食习惯，建立一个年轻、健康、有弹性的大脑，政府也有必要敦促食品业者清楚揭露加工过程。阿尔茨海默病虽然是流行趋势，但不代表不可逆转。

（11）适当限制热量摄入

许多研究表明：适当限制热量摄入，可延缓衰老。

知识窗

　　来自 Pennington 生物医学研究中心 Leanne M. Redman 团队，在著名期刊《细胞代谢》发表了为期 2 年的限制热量饮食的随机对照临床试验结果，这也是全球首个在健康非肥胖年轻人群中开展同类临床研究。试验结果显示，与不限制摄入热量的人群比，持续 2 年减少 15% 热量摄入的人，不仅可以减重 8 千克，更重要的是，他们身体的基础代谢，氧化应激压力等一系列与衰老有关的指标也纷纷降低。对于研究结果，Redman 说："限制热量饮食会减慢基础代谢水平，如果新陈代谢的副产物会加速衰老的话，那么坚持长期限制热量饮食可能会降低慢性疾病的风险，并延长寿命。"一直以来，在限制热量饮食延缓衰老的领域，有两个比较著名的假说。一个是 Pearl 在 1928 年提出来的，他认为哺乳动物的寿命与其单位组织质量的代谢率成反比；到 1955 年，Harman 提出另一个衰老的氧化损伤理论，他认为能量中心代谢过程中产生的副产物活性氧，会损伤 DNA、纸质和蛋白质等，这些会加速身体衰老的进程。正是基于上述假设，以及后续的动物实验，由美国美国国立卫生研究院（NIH）下辖的国立衰老研究所

（NIA）资助的 CALERIE（减少热量摄入长期影响全面评估）随机对照临床研究启动，试图探究减少热量摄入是否可以降低体内与衰老有关的标志物，并预防与衰老有关的慢性病（癌症、糖尿病和心血管疾病等）。CALERIE 的早期短时间（6 个月）试验结果显示，减少热量摄入可以改善参与者的代谢，例如，他们的空腹胰岛素水平和基础体温会降低，这两个也是常用的长寿指标，2006 年这一研究成果发表在 JAMA 上。不过这对于研究衰老而言，时间是太短了。

（三）音乐跳舞

每周至少跳一次舞，每两周会换一首曲子，持续坚持，可以延缓大脑老化。

知识窗

在我国，时常可在晨间或傍晚过后的公园或广场等空地看到大批跳土风舞的中年人，动作并不激烈，但轻微的活动，以及稍微需要记性的舞蹈，其实好处不少。神经科学家发现，跳舞可以延缓老化带给人类的身心压力，是最有效的抗衰老活动之一。

老化与记忆和学习问题有关，类似海马体受伤造成的后果。这也是在老年失智症之类的神经退化疾病中，受影响最早和最严重的大脑部分。海马体掌管记忆与学习之外，也管平衡。

有研究发现，老年人做身体运动可以扭转老化对大脑产生的影响，跳舞又是效果最显著的运动。主要研究者德国神经退化疾病中心的 Kathrin Rehfeld 博士率领研究团队针对两种运动，分别是跳舞与耐力运动进行研究。

研究发现两者都会增加大脑中因老化而缩减的区域，而两者相比较后，唯有跳舞能够导致明显的行为转变，譬如平衡改善。研究人员邀请62位年龄介于62～80岁的人参与测验，从中选出52位符合条件的人进行研究，接着随机分配到跳舞组与控制运动组。

研究人员让受测者学习不同的舞蹈，包括爵士舞、方块舞、拉丁舞和排舞，受测者必须记住手臂摆动模式、步伐、韵律、速度，且每两周会换一首曲子，持续18个月，每周一次跳舞课。受测者的最大挑战就是在时间压力下以及没有老师指导下，回想教过的舞步。

舞蹈组必须面对持续变化的编舞，参与者必须记住动作，而运动组包括耐力训练、强度训练、弹性训练，舞蹈组与运动组的受测者，大脑海马体都增加，而这个区块被认为会因老化而萎缩。

但是只有舞蹈组的人在海马体左侧的子区范围大量扩张，以及在右侧的一个区域称为下托（subiculum）也出现扩张的变化。科学家知道运动可以对抗大脑老化速度，现在通过此研究，更加了解需要经常变化动作的舞蹈，比规律性运动如骑脚踏车与走路效果更好。

Rehfeld认为，跳舞可同时为身体与心理设立新的挑战，特别是对老年人而言，是对抗大脑老化一个有强有力的工具。但是如果你手脚不协调，对节奏也没有天赋的话，也不需要对跳舞敬而远之，报导认为，光是让自己手脚放松，沈浸在音乐当中，也可以获得音乐治疗的效果，对心理健康有益。

另有研究显示，玩乐器，大脑衰老慢。加拿大多伦多大学一项最新研究发现，学习演奏乐器有助于保持年轻，延缓衰老，尤其是认知衰退。研究者们征集了 32 名听力正常的志愿者，并让他们听木槌敲击钟碗发出的钟声，同时测量其脑波变化情况。之后，研究人员要求一半参试者根据听音，仿照敲出节奏相同的钟声；另一半参试者则是通过记忆在电脑上制作出相同的音乐。对比结果发现，仿照演奏乐器的一组，可在较短时间内改变脑波振动情况。

研究人员解释，大脑活动的这种变化表明，演奏乐器主要依靠人的辨音能力，而这种能力需要多方面的脑力技能协同合作才能完成，涉及听力、运动和感知系统等。因此，玩乐器既有益于保护听力，又可阻止大脑认知能力衰退。该研究结果对通过音乐疗法促进卒中患者大脑康复的干预治疗具有重要指导意义。

（四）经常体育锻炼

锻炼身体是预防和改善阿尔茨海默病和其他痴呆症最为实用，经济和可及的干预措施。研究得出结论，定期身体运动提高了老年阿尔茨海默病患者的日常生活水平，可以改善一般的认知和平衡情况。与没有活动的人相比，未被诊断患有阿尔茨海默病的身体运动活跃的老年人显著不太可能在后期患上该疾病。老年人保持适当的身体运动以降低阿尔茨海默病的发生风险或协助改善患者的认知行为。这是个有关健康的重大问题。

知识窗

加拿大麦克马斯特大学的一项研究表明，久坐不动的老人痴呆风险也会升高。美国体育活动指南指出，老年人应该每周参加约 150 分钟的中等强度有氧活动，或 75 分钟的强烈活动。然而，2015 年发表在 Journal of Aging 上的一项综述表明，60 岁及以上的成年人每天大约花费 9.4 小时静坐，相当于他们清醒时间的 65 ~ 80%。

哥伦比亚大学奥肯那根校园的研究人员表示，目前证据很清楚，身体的运动与降低阿尔茨海默病的发病风险相关。研究还证实，定期的身体活动可能会改善阿尔茨海默病患者的日常活动表现。他们的结论可能对直接或间接对全球 4000 多万阿尔茨海默病患者产生影响。

美国杨百翰大学的研究发现，始终保持高强度身体活动的人比那些久坐不动的人以及中度活动的人具有显著更长的端粒。端粒是染色体末端的一种结构，对维持人类基因组的稳定至关重要。打个比方说，端粒就像"鞋带两头的塑料封套"，保证鞋带不会松开。但端粒自身也有寿命，它被称作"生命时钟"，细胞每分裂一次，端粒就缩短一次，当端粒不能再缩短时，细胞就无法继续分裂而死亡。端粒长度是生物学年龄的一种标志物。先前的研究表明，成人的端粒长度与年龄相关性疾病相关，如心血管疾病、2 型糖尿病。我们的年龄越大，端粒就越短。但事实上，端粒长度究竟是如何影响人类疾病在很大程度上依然是一个谜。在这项最新的研究中，Tucker 教授发现，与久坐不动的人相比，坚持高强度身体活动的成年人的端粒具有 9 年的生物学衰老优势；与坚持中度身体活动的人相比，这一优势为 7 年。为了保持高强度运动，女性必须每天进行 30 分钟的慢跑（男性为 40 分钟），每周坚持 5 天。

另外一些研究也表明：随着年龄的增长，健康的体能对保持一个相对年轻和灵活的头脑有重要作用。

对于大多数人来说，进入40岁以后，身体的柔韧性和效率开始逐渐下降。跑步以及其他的运动都将变慢，变笨拙，大脑同样也是。由于迈入中年，我们的思考效率将会降低。我们不能和以前一样沉着清晰的灵活转变脑内活动和获取新的信息。

加强老年体育锻炼，增强身体肌肉力量、平衡和柔韧性与减慢衰老和智力退化密切相关，老年人进行力量、平衡和柔韧性训练，可以减缓衰老和智力退化的速度，预防老年痴呆发生，提高生活质量。

1. 老年力量训练

对于老年人来说，人的肌肉力量与衰老和智力退化密切相关，老年人进行力量训练，增强肌肉力量，可以减缓衰老和智力退化的速度，预防老年痴呆发生，提高生活质量。

老年人应该根据年龄和健康状况的不同，选择不同的力量训练方法、不同强度和不同频率，例如利用不同重量的哑铃进行力量训练，80岁以上的老年人一般选择1千克左右哑铃进行力量训练。锻炼时一定要注意安全，要根据当时健康状况，量力而行。

具体建议如下：

60岁——

一般选择3～4千克左右的哑铃进行力量训练，每天1～2次，每次30分钟。

70岁——

一般选择1～2千克左右的哑铃进行力量训练，每周4～5次，每次20分钟左右。

80 岁以上

一般选择 1 千克左右的哑铃进行力量训练，每周 3~4 次，每次 10~20 分钟。

另外老年人可以经常进行腿部力量训练，如下蹲练习，但对于年龄大的、有慢性病的老年人，下蹲练习时，动作要缓和，要根据当时健康状况，量力而行。一般每周 3~4 次，每次 10~20 分钟。

握力训练：握力是衡量健康的一个关键指标，手的灵敏度是神经系统协调能力的体现，握力锻炼，既练身体，又练脑力。研究人员发现，握力小与脑的总体容量降低有关，有更少的"灰色"细胞，并且记忆能力、语言和决策能力更差。

握力器锻炼方法 1. 动作要点：手臂不要动，双肩收紧，小指无名指中指用力，握至极限停顿 3 秒钟放松马上握紧。

握力器锻炼方法 2. 次数，每天左右各 100 下，分早晚进行，晚上 8 点以后最好不要做，否则会造成植物性神经系统紊乱，影响人体的生物钟规律。

2. 老年平衡训练

平衡能力反映了身体的肌肉力量及其协调能力、中枢神经系统处理信息的速度、各种感觉器官的功能及灵敏程度，对于老年人来说，人的平衡能力与衰老和智力退化也密切相关，老年人进行平衡训练，增强肌肉力量，提高平衡能力，可以预防老年摔倒，减缓衰老和智力退化的速度，同时具有预防老年痴呆的发生，提高生活质量。

老年人应该根据年龄和健康状况的不同，选择不同的训练方法、不同强度和不同频率。最简单的平衡训练是单腿站立，保持这个姿势不动一分钟，然后换另一只脚练习。锻炼时一定要注意安全，要根据当时健康状况，量力而行。

具体建议如下：

60 岁——

一般选择单腿站立，保持这个姿势不动一分钟，然后换另一只脚练习，每天 1~2 次，每次 5~10 分钟。

70 岁——

一般选择单腿站立，保持这个姿势不动一分钟，然后换另一只脚练习，每天 1~2 次，每次 5 分钟。

80 岁以上

一般先双腿站立，慢慢过渡到单腿站立，保持这个姿势不动，然后换另一只脚练习，每天 1~2 次，每次 3~5 分钟。

3. 老年柔韧训练

柔韧素质是指跨过关节的肌肉、肌腱、韧带等组织的伸展能力，也是指关节活动幅度的大小。各种活动和运动项目不同，对人体的肩、脊柱、髋、膝、踝等主要关节活动范围都有不同程度的要求。柔韧素质与关节结构有关，肩关节和髋关节是球窝关节，可以在任何解剖平面活动，在所有关节中他们的活动范围最大。手腕关节是椭圆关节，活动范围较肩和髋关节小。膝关节是滑车关节，活动范围较球窝关节和椭圆关节小。

柔韧素质通过锻炼是可以提高的。柔韧素质与年龄和性别有关系，年轻的人柔韧素质比中老年人好，女性比男性柔韧素质好。可以通过坐位体前屈测试人体柔韧性。即测试时，受试者坐在垫上（或平坦的地方），双腿伸直，脚跟并拢，脚尖自然分开，脚掌与地面垂直，双手尽量向脚尖移动，用尺子测量与脚尖的距离，手过脚尖越多越好。女性不管年龄大小都应过脚尖，男性都应摸到脚尖。

通过柔韧锻炼，关节活动范围大，各种活动易灵活和协调，动作效率高，应急能力强。在发生意外事故时，能避免或减轻损伤，如走路、跑步遇到地面不平磕磕绊绊时，不易崴脚，损伤其他关节。还可以使僵硬的肌肉得到松弛，减少肌肉的疲劳。

老年人应该根据年龄和健康状况的不同，选择不同的柔韧训练方法、不同强度和不同频率。锻炼时一定要注意安全，要根据当时健康状况，量力而行。

具体建议如下：

60 岁——

1）扩胸运动：身体直立，双手交叉于颈后，缓缓进行深呼吸，同时双肩后移，双臂慢慢向上抬高，反复锻炼 3 分钟。

2）压肩运动：双脚与肩同宽站立，上身向前弯曲，双手抓住前面栏杆，然后双肩用力向下振动。此动作也可两人互相扶按肩部，进行下压按肩运动 3~5 分钟。

3）弯腰运动：自然站立，然后弯腰，双手向脚面用力触按，坚持片刻。

4）压腿运动：身体直立，抬起一条腿置于较高的物体上，双手扶着抬高的腿部，身体用力前倾，做贴腿动作，坚持片刻。

70 岁——

1）扩胸运动：身体直立，双手交叉于颈后，缓缓进行深呼吸，同时双肩后移，双臂慢慢向上抬高，反复锻炼 3 分钟。

2）弯腰运动：自然站立，然后弯腰，双手向脚面用力触按，坚持片刻。

80 岁以上

1）扩胸运动：身体直立，双手交叉于颈后，缓缓进行深呼吸，同时双肩后移，双臂慢慢向上抬高，反复锻炼 3 分钟。

2）弯腰运动：自然站立，然后弯腰，双手向脚面用力触按，坚持片刻。

注意问题：

1）拉伸锻炼要循序渐进，每次练到肌肉韧带有轻微酸胀感即可，时间大概 20 分钟；

2）做拉伸运动时，要配合深呼吸，做伸展动作时不可屏息，动作要缓慢；

3）如果将拉伸动作为其他体育项目的放松运动，则每次拉伸 5 分钟左右就可以了。

4）要每天坚持锻炼柔韧性；

5）锻炼不要过。刚刚开始练习，锻炼的时间不宜太长，度也不要太过，慢慢地一点一滴加大难度加长时间，这样才能长期保持积极性！

4. HIIT 训练法

HIIT 是英文 High – intensity Interval Training 的缩写，意为高强度间歇训练法，这种特殊的训练方法，短时间高质量的脂肪和卡路里燃烧非常适合现代人的生活方式。通过多组高强度的爆发期和低强度的恢复期的组合训练，使你的有氧和无氧系统同时进行运转，从而同时取得有氧和无氧的训练效果。同时高低强度搭配能有效提高身体基础代谢率，停止锻炼后 24 小时身体仍然在消耗脂肪。通常 HIIT20 分钟的训练比在跑步机上连续跑一个小时还要有效，重点是前者达到了更优秀的效果并且节省了 40 分钟之多，这种训练方式会让你在 20 分钟之内耗尽 100% 的体力，具体方法是 1

分钟不间断高强度运动，20 秒钟休息。至少 6 个循环，尤其适合运动员和想要达到有效减肥的人士。

从你觉得合适的任意一天开始，持续至少 5 分钟内，保持轻松的步调并逐渐增加你的心率。可以通过数脉搏 15 秒，然后把数出来的脉搏数乘以 4 来计算，或者也可以通过其他的心跳检测来得知心率。当热身比较充分了，就可以开始高强度爆发期训练。如果你在跑台上，马上改变为"慢跑"或者"冲刺"的速度，当然这取决于对你来说什么算是"高强度"。

在这样的高强度期，你自身的氧气和二氧化碳置换功能会逐步降低，当体内消耗乳酸（无氧的毒产物）的时候会觉得像"燃烧"一样，肌肉的收缩功能开始降低。身体无法保持这样的高强度很长时间。

当你开始意识到你的肌肉不行了，把降低强度到你可以长时间保持的水平。但是也不要降的太低，否则心率掉的太多就会完全失去有氧的功能。在这个相对低强度的期，就是上面所提到的"积极恢复期"。身体中氧气和二氧化碳的置换功能开始增加，而且身体开始运送营养物质到肌肉中去。燃烧感没有了，气息和心率也会稍稍下降一点。这样你就完成了一个循环。（高强度爆发 + 低强度恢复 ＝1 个循环）

重复这个爆发到体竭和无氧恢复的这个过程至少 30 分钟。高强度期是会比积极恢复期要短一些时间的，尤其是第一次做间歇训练，身体刚接触这样的内容，可能要走 5 分钟，然后冲刺 1 分钟。之后随着训练次数的增加，身体会逐渐做出适应的调整，从而使高强度期的时间增长。专注于忍受长时间的高强度内容是很危险的（因为强度太大，过分坚持会出事的），一定要按照循序渐进和量力而行的原则进行。

HIIT 训练法主要适合于时间比较紧张的中青年，不适合老年人。老年人特别是超过 70 岁的老年人的体育锻炼，一定要循序渐进和量力而行。

（五）老年手指训练

1. 挤压中指

方法：左手自然伸平，右手大拇指顺手掌方向放在左手中指上，其他手指与大拇指轻轻挤压左手中指。过一会儿用同样的方法换到右手上。

作用：具有提神、消除疲劳、减轻精神负担等功能，让人很快平静下来，有助于呼吸。

2. 轻攥中指

方法：左手伸平，右手大拇指放在左手中指一侧，右手其他手指轻轻攥住左手中指，过一会儿同样方法换到右手中指上。

作用：积蓄力量，帮助呼吸通畅。

3. 轻挤无名指

方法：右手大拇指从手掌方向放在左手无名指和小指上，其他手指放在左手背上，一起轻轻挤压，片刻后再到右手上重复此动作。

作用：安神，减轻疲劳，缓解精神压力和紧张情绪。

4. 挤压手心

方法：右手大拇指放在左手食指和中指上，右手其他手指从手心方向挤压，过一会儿用同样方法换到另一只手上。

作用：消除疲劳，减轻精神压力。

5. 顶大拇指

方法：右手大拇指内侧和中指指甲盖顶住左手大拇指，轻轻按压，随后换到左手上。

作用：积蓄力量，激活身体各部组织，消除疲劳。

6. 上挺手指

方法：左手无名指指甲顶住左手大拇指指肚，其他手指用力向上挺，过一会儿同样方法换到右手上。

作用：调整呼吸节奏，可在跑步、行走、散步、登山和做操时使用十分有益。

7. 按压指肚

方法：两手中指指肚合拢，其他手指交叉放在指根处，轻轻按压。

作用：有助于减轻疲劳。

8. 手指上伸

方法：左手和右手的中指指甲盖并拢，其他手指用力向上伸。

作用：有助于呼吸，安定情绪。

以上手指操没有时间限制，经常做能收到明显效果。

（六）自我刺激与练习

身体局部或穴位按摩是祖国医学的重要组成部分，它是以祖国医学理论为指导，以经络腧穴学说为基础，以按摩为主要施治，用来防病治病的一种手段。身体局部或穴位按摩具有刺激人体特定的穴位，激发人的经络之气，以达到通经活络、调整人的机能、祛邪扶正的目的。身体局部或穴位按摩可以促进血液循环，可以通过神经将信息传递至大脑，刺激和促进大脑神经保持良好状态，减缓大脑老化和功能衰退，预防老年痴呆。

1. 每天用手或木按摩器从头到脚按摩（上、中、下部位）

1）每天用手或木按摩器在头顶部位按摩或按压 100 次；

2）每天晚上睡前用手或木按摩器在腹部位按摩或按压 100 次；

或用手掌按摩腹部，先从腹中央开始，顺时针环转摩腹，并由内逐渐向外环转，做 30 ~ 50 次。再以逆时针方向由外向内环转 30 ~ 50 次。

3）每天用手或木按摩器在足底中心部位按摩或按压 100 次。

2. 每天睡前叩齿 100 次（上下齿相互扣击），要缓慢进行，或者每天上午和下午各叩齿 50 次。

3. 穴位按摩与针灸预防

关于阿尔茨海默病，1990 年至今，国内已发表有关针灸治疗的相关研究成果，虽然证据还不充分，效果还有待进一步验证，但我们认为，不管是穴位按摩与针灸，这个过程对老年痴呆的预防和治疗都是有益的。主要体现在三个方面，一是在穴位按摩与针灸过程中，都会对神经细胞产生刺激，促进各种经递质的分泌，这可能有利于神经细胞功能恢复或延缓神经细胞的功能衰退；二是在穴位按摩与针灸过程中，医生与老人的交流，也有利于大脑神经细胞功能恢复或延缓神经细胞的功能衰退；三是在穴位按摩与针灸过程中，穴位按摩针灸以及医生与老人的交流的联合作用，可能会大大促进各种经递质的分泌，这可能有利于神经细胞功能恢复或延缓神经细胞的功能衰退。所以，我们倡导采用穴位按摩与针灸，预防和辅助治疗老年痴呆。

近年来，有关针灸治疗老年性痴呆症的机理研究的结果表明，针刺后老年性痴呆患者大脑皮层兴奋性有所提高，并能增加脑供血、供氧量，促进衰退神经元的能量代谢。动物实验也证实，针刺能改变脑内 M 受体结合容量，调整 cAMP/cGMP 的比值，从而改善脑组织内能量代谢，促进脑组织的损伤修复与再生。同样，穴位的针灸和按摩可能对预防痴呆发生有一定作用。

老年痴呆预防的按摩穴位选择：

主穴：百会、四神聪（或四神穴）、神庭、当阳、上星、首面、鼻交、定神、水沟。

配穴：足三里、丰隆、大椎、身柱、命门、肾俞、复溜、太溪、阳交。

每次酌选 4~5 个主穴，3~4 个配穴。

每次按摩 5 分钟左右，每日 3~4 次，持之以恒。

4. 经常感觉刺激经常进行适宜的嗅觉（各种味道刺激如醋、各种香料、精油）、皮肤、视觉、听觉（音乐）刺激，可能会大大促进各种经递质的分泌，可能有利于神经细胞功能恢复或延缓神经细胞的功能衰退。

（七）积极参加志愿活动

研究显示，老年人积极参加志愿活动能极大程度减少痴呆的发生。所以，在社区，老年人要积极参加志愿活动如安全巡视、绿化维护、垃圾分类等。

加拿大卡尔加里大学的研究显示，积极参加志愿活动能极大程度减少痴呆的发生。该研究共追踪 1001 名 2010 年退休的瑞典人，在 5 年的时间里，Griep 的团队一直追踪并记录他们的认知情况变化。被调查者根据他们平时对志愿工作的积极度分为 3 组。第一组的成员每周至少会花 1 小时的时间参加社区志愿活动。第二组的成员只是偶尔参加志愿活动。最后一组的成员都是从来不参加志愿活动的。所有的被调查者在过去几年内都进行过问卷调查以及临床评估以确保所有人在试验开始前的认知功能都是相近的。

研究发现完全不做志愿工作的老年人患上痴呆的可能性比每周至少做一个小时的老年人高 2.44 倍。志愿工作是指没有金钱报偿的工作，还必须是让非家庭成员受益才行；比如说，帮助教堂、学校、图书馆、孤儿院或者其他慈善机构。研究发现第二组的受试者，也就是虽然做志愿活动但是并不积极的老年人，他们认知能力的下降程度和第三组没有多大区别。这些老人没有像第一组的老人一样获得志愿工作的潜在好处。志愿工作虽然没有报酬，但是能提供接触外界的机会。因此接触到除了家庭成员以外的其他人，这会让人觉得在给社会做贡献。除了在心理上给人带来的帮助之外，做志愿工作需要的体力劳动也会锻炼参与者的身体。

研究人员建议退休人员每周至少做一次志愿工作。如果你决定定期参加志愿活动，你就会逐渐感觉到它将成为你生活中必不可缺的一部分。此外，你也会发现积极接触外界新鲜的事物会你的大脑保持敏锐。积极的志愿工作对于老年人是非常重要的，因为在步入老年后，痴呆的发生概率会快速升高。任何廉价又方便的预防手段都是弥足珍贵的。成功的预防不仅能降低医保系统的负担，也能让老人和关爱他的家人更好地享受生活。

知识窗

擅长锻炼和使用大脑，积极社交是老人长寿秘诀

英国《每日邮报》刊文称，美国芝加哥西北大学认知神经学教授调查发现，年轻时潇洒，老了后依然活得"尽兴"的超级老人，他们的大脑状况比 50 岁的普通人要优秀很多，比如认知能力更强，记忆力更好……研究发现，带来这一切的不是什么大脑保养品，而是积极的社交能力。

Rogalski 博士的团队从 74 人组中挑选了 10 名"超级老人"，随访了 24 个月，然后在老人去世后对大脑进行扫描分析。扫描显示，超级老人大脑中也有导致老年痴呆的 tau 蛋白积累，但他们没有任何痴呆的症状，反而过着大多数 90 岁人无法想象的活跃生活。绝大多数超级老人（71%）吸烟或曾经吸烟，83% 的人仍然经常喝酒。"超级老人"的平均退休年龄为 68.5 岁，但罗加尔斯基博士说，18% 的"超级老人"从未退休，其余的人大多在退休

后开始从事其他职业，或至少在社区中非常活跃。令科学家吃惊的是，"超级老人"这一独特群体中并没有 APOE22 基因过度表达，而此前普遍认为这种基因可以预防痴呆。而且这群老人的饮食习惯差异很大，看起来没有多大关联（不，他们真的不吃蓝莓，并且有些人真的很喜欢吃汉堡包和薯条）。他们倾向于每晚至少睡 8 个小时。唯一明显的不同是，与同龄人相比，"超级老人"的社交能力要高得多，他们都比同龄人对生活有着更积极的看法，更重视亲密关系，而且社交生活非常活跃。这也从反面论证了"孤独是无声的杀手"。对"超级老人"的脑部扫描结果表明，这些"超级老人"大脑中一种罕见的 von economico 神经元比例都高出正常水平，这种神经元是一种"社交神经元"，只存在于大型哺乳动物的大脑中，可以为大脑的不同区域之间提供高速连接。这种神经元在自闭症、精神分裂症和双相情感障碍患者中往往功能失调。此前研究发现，von Economo 神经元在怀孕后期和幼儿期会生长发育。该神经元在不同大脑中的数量有差异。Rogalski 博士说，目前还不清楚"社交活跃"是老人们保持清晰认知的驱动原因，还只是一个伴随症状，或者是"超级老人"的社交神经元过度表达的结果。唯一可以确定的是，活跃的社会交往和积极的人生观越来越被认为是维持认知功能不可或缺的重要因素。Rogalski 博士的研究可以为痴呆研究提供一个新的突破点。与迄今为止进行的许多痴呆研究相反，它并不关注于逆转淀粉样蛋白和 tau 蛋白的扩散（tau 蛋白是在痴呆患者的大脑中形成团块的变性蛋白），而是关注如如何更好地刺激和使用大脑。加利福尼亚大学神经病学教授 Claudia Kawas 博士说，这项发现对这一领域目前所知道的一切都是具有挑战性的。这些"超级老人"非常鼓舞人心——他们喝酒，喝咖啡，肥胖，但他们擅长锻炼和使用大脑，并保持活跃社交行为和乐观的人生态度，使自己远离了痴呆的风险。

（八）改善居住环境

居住在易于锻炼、易于接触人群、阳光明亮的地方。

知识窗

昏暗的光线会改变大脑结构损伤记忆力

美国密歇根州立大学的神经学家研究发现，在光线昏暗的房间里待得太久，可能会改变大脑的结构，并损伤记忆和学习的能力。研究人员将尼罗垄鼠（学名：Arvicanthis niloticus）置于昏暗和明亮的光线下生活4周时间，然后观察它们的大脑变化。尼罗垄鼠与人类一样都是昼行性动物，白天活动，夜间睡觉。研究结果发现，暴露在昏暗灯光下的尼罗垄鼠大脑中，海马体的体积缩小了将近30%，并且在此前接受过训练的空间任务上表现得很糟糕。海马体是人类和脊椎动物大脑中的重要部分，是与学习、记忆和空间定位有关的区域。相比之下，在明亮光线下生活4周时间的尼罗垄鼠表现出空间任务上的显著提高。此外，当那些在昏暗光线下生活过的尼罗垄鼠又被置于明亮光线下生活时（中间隔了一个月），它们的大脑容量和任务表现都完全恢复到了正常水平。这项研究得到了美国国立卫生研究院的资助，首次揭示了人类正常体验范围内的环境光线变化会引起大脑的结构性改变。根据美国国家环境保护局的统计，美国人平均有90%的时间都待在室内。"当我们把这些老鼠暴露在昏暗光线下时，模拟的是美国中西部冬季的多云天气，或典型的室内光线条件，这些动物在空间学习上出现了损伤，"研究作者之一、心理学教授安东尼奥·"托尼"·努涅斯（Antonio "Tony" Nunez）说，"这就像人们在商场或电影院里待了几个小时之后，在繁忙的停车场里找不到自己的车一样。"这项研究的结果发表在《海马体》（Hippocampus）期刊上。研究者表示，持续暴露于昏暗光线下会导致一种被称为"脑源性神经营养因子"（一种维持海马体中健康连接和神经元功能的肽）的物质显著减少，在神经元之间起到"相互交流"作用的树突棘也会减少。由于连接变得更少，导致依赖于海马体的学习和记忆功能也受到影响。换句话说，昏暗的光线会让大脑"变笨"。有趣的是，光线并不会直接影响海马体，而是在经过眼睛之后先作用于大脑内的其他部位。目前研究团队正在对尼罗垄鼠大脑中的下丘脑进行研究。下丘脑能产生食欲肽（又称为下丘脑泌素），对许多大脑功能都有影响。该研究希望解决的一个主要问题是：如果为暴露在昏暗光线下的尼罗垄鼠注入食欲肽，它们的大脑是否能在不重新暴露于亮光的情况下恢复正常？对老年人及患有青光眼、视网膜衰退或认知障碍的人群而言，这项研究或许预示着希望。"对于患有眼部疾病，无法接收到太多光线的人，我们能否直接对大脑中的神经元群进行操作，绕过眼睛，从而为他们提供与暴露在明亮光线下一样的好处，"研究者说，"另一种可能是改善衰老及神经失调人群的认知功能。我们能否帮助他们恢复正常功能，或阻止情况的进一步恶化？"

九、阿尔茨海默病的社会预防

（一）家庭预防

家庭空巢是影响老年人精神文化生活的迫切问题。随着住房条件的改善和城镇化水平的提高，过去几代同堂的情况已越来越少，老年人与子女分居的现象也就越来越普遍，老年人家庭空巢化趋势严峻，而空巢家庭的老年人普遍存在孤独感，进而导致了老年人的精神文化生活质量下降。此外，心理健康是影响老年人精神文化生活的重要问题。随着年龄增长，老年人心理逐渐发生老化，常被失落、孤独、焦虑等情绪所笼罩。配偶也是老年人的主要精神支柱。老年人夫妻关系不和或丧偶，也会给老年人造成严重的精神创伤，心理抑郁苦闷，易引发身体疾病和精神障碍。因此家庭预防要做到：

1. 看一看

子女要挤出时间常去看看父母，陪伴老人，或带父母出去游玩，特别对于活动能力受限的老年人。

2. 坐一坐

经常回家，多与父母坐一坐，对视微笑都会有利于老年人心理健康，预防痴呆。

3. 谈一谈

经常回家，多与老人交流谈话，促进感情交流。特别对于丧偶老年人，更加需要陪伴和交流，将会有助于活跃大脑神经细胞，有效减缓和预防大脑退化。

4. 摸一摸

可以通过抚摩，增加与老人的亲密度，皮肤是社交器官，而且是面积最大的社交器官，通过抚摩增加了与父母亲密的情感交流，对预防痴呆具有重要意义。

5. 抱一抱

可以通过拥抱，表示爱父母，增加与老人亲密度，可以良性刺激大脑神经细胞，有效减缓和预防大脑退化。

（二）社会预防

1. 制订政策如延长退休年龄

继续工作对维持大脑功能有重要作用。有研究表明，在人的晚年时期继续工作可以预防老年痴呆症。一项研究显示，延长工作时间对于防治老年痴呆症有明显效果。工作时间每延长一年，就可以把老年痴呆症的发生时间延迟六周，这说明了通过工作让大脑保持活跃的重要性。只要有工作欲望，并且精力允许，无论多少岁都要继续工作，使大脑"青春"常在。

2. 开展社区活动：多组织社区活动，主动邀请老年人参加，特别是那些经常不参加活动的老年人，可以减少老年痴呆的发生。

社区可以组织老年志愿者队伍，促进老年积极参与社会活动。

3. 大力发展基础教育。政府需要大力发展基础教育，提高全民教育水平，有利于老年痴呆的早期预防。

4. 经常开展早期老年痴呆筛查，早发现，早预防，及早进行健康教育。

5. 政府社会多关心孤、寡、残疾、失独和贫穷老年人，经常给予关心帮助。

参考文献

1. Ang LI, Shu – qin YIN, Yong XU, Hong – peng SUN and Qi TAN, *Dementia Estimated in China* (2010 – 2030) *using the* 2010 *Census*, 2013 International Conference on Biological, Medical and Chemical Engineering, Hong Kong, DEStech Publications, Inc, 2013, 712 –717.

2. Langa KM, Levine DA, *The diagnosis and management of mild cognitive impairment: a clinical review.* JAMA 2014; 312 (23): 2551 –61.

3. Busse A, Jeannette B, Steffi G, et al. *Mild cognitive impairment: prevalence and incidence according to different diagnostic criteria.* Br J Psychiatry, 2003, 182: 449 –454.

4. Bart De Strooper. *Lessons from a Failed γ – Secretase Alzheimer Trial.* Cell, 6 November 2014; DOI: 10. 1016/j. cell. 2014. 10. 016.

5. Lawrence S. *Honig, Bruno Vellas, Michael Woodward, et al, Trial of Solanezumab for Mild Dementia Due to Alzheimer's Disease*, N Engl J Med 2018; 378: 321 –330, DOI: 10. 1056/NEJMoa1705971.

6. Eric McDade & Randall J. *Bateman. Stop Alzheimer's before it starts. Nature* 547, 153 –155 (13 *July* 2017) *doi*: 10. 1038/547153a.

7. Norton S, Matthews FE, Barnes DE, Yaffe K, Brayne C. *Potential for*

primary prevention of Alzheimer's disease: *an analysis of population – based data.* Lancet Neurol. 2014; 13 (8): 788 – 94.

8. World Health Organization, *Global action plan on the public health response to dementia* 2017 – 2025, http://www. who. int/mental_ health/neurology/dementia/GDO/en/.

9. Neal D. Barnard, et al, *Dietary and lifestyle guidelines for the prevention of Alzheimer's disease*, Neurobiology of Aging, 35 (2014) S74eS78.

10. *National Institute on Aging. Preventing Alzheimer's disease – What do we know?* [EB/ OL] . (2012 – 09) [2014 – 05 – 05] . http: //www. nia. nih. gov/ sites/ default/ files/ preventing alzheimers disease 0. pdf.

11. North Wales Public Health Team. *Dementia: Prevention and early intervention* [EB/ OL] . (2012 – 02 – 22) [2013 – 12 – 08] http:// www. wales. nhs. uk/ sitesplus/ documents/836 /Dementia%20Prevention%20and% 20Early%20Interventionx2. pdf.

12. National Health Service. *Dementia in primary care: Guidelines for prevention, early identification & management* [EB/ OL] . (2013 – 02 – 01) [2013 – 07 – 11]. http://www. excellence. east midlands. nhs. uk/ EasysiteWeb/ getresource. axd? Asset ID = 39495&am.

13. National Health Service. *Can dementia be prevented?* [EB/ OL] (2012 – 08 – 21) 2013 – 11 – 02. http//www. nhs. uk/conditions/dementia – guide/pages/ dementia – prevention. aspx.

14. Centre for Ageing and Mental Health. *Early interventions in dementia* [Z] . 2009.

15. Bae JB, Kim YJ, Han JW, Kim TH, Park JH, Lee SB, Lee JJ, Jeong

HG, Kim JL, Jhoo JH, Yoon JC, Kim KW. *Incidence of and Risk Factors for Alzheimer's Disease and Mild Cognitive Impairment in Korean Elderly.* Dement Geriatr Cogn Disord. 2014；39（1 −2）：105 −115.

16. Middleton, LE ；Yaffe, K ，*Targets for the Prevention of Dementia*, Journal of Alzheimers Disease, 2010, 20（3）：915 −924.

17. Jean − Charles Lambert, Carla A Ibrahim − Verbaas, Denise Harold, Adam C Naj, Rebecca Sims, et al, *Meta − analysis of 74, 046 individuals identifies 11 new susceptibility loci for Alzheimer's disease*, Nature Genetics, 2013, 45：1452 −1458.

18. Nordström A, Nordström P ，*Traumatic brain injury and the risk of dementia diagnosis：A nationwide cohort study.* PLoS Med, 2018, 15（1）：e-1002496. https：//doi. org/10. 1371/journal. pmed. 1002496 .

19. Hilary D. Duncan et al, *Structural brain differences between monolingual and multilingual patients with mild cognitive impairment and Alzheimer disease：Evidence for cognitive reserve*, Neuropsychologia（2017）. DOI：10. 1016/j. neuropsychologia. 2017. 12. 036.

20. Lovden, M ；Xu, WL ；Wang, HX, *Lifestyle change and the prevention of cognitive decline and dementia：what is the evidence?* Current Opinion in psychiatry, 26（3）：239 −243.

21. Foubert − Samier, A；Le Goff, M；Helmer, C；Peres, K；Orgogozo, J − M；Barberger − Gateau, P；Amieva, H；Dartigues, J − F *Change in leisure and social activities and risk of dementia in elderly cohort.* The journal of nutrition, health & aging, 2014, 18（10）：876 −82.

22. Dannhauser, TM ；Cleverley, M ；Whitfield, TJ ；Fletcher, B ；Ste-

vens, T; Walker, Z. *A complex multimodal activity intervention to reduce the risk of dementia in mild cognitive impairment – ThinkingFit: pilot and feasibility study for a randomized controlled trial* BMC Psychiatry, 2014, 14: 1471.

23. Hughes, TF; Flatt, JD; Fu, B; Chang, CCH; Ganguli, M. *Engagement in social activities and progression from mild to severe cognitive impairment: the MYHAT study*, International Psychogeriatrics, 2013, 25 (4): 587 –595.

24. Barak, Y; Aizenberg, D. *Is dementia preventable? Focus on Alzheimer's disease*, Expert Review of Neurotherapeutics, 2010, 10 (11): 1689 – 1698.

25. Flicker, *L. Life style interventions to reduce the risk of dementia*, Maturitas, 2009, 63 (4): 319 –322.

26. Wang, H. X., Karp, A., Winblad, B., & Fratiglioni, L.. *Late – life engagement in social and leisure activities is associated with a decreased risk of dementia: A longitudinal study from the Kungsholmen project.* American Journal of Epidemiology, 2002, 155 (12), 1081 – 1087.

27. Zunzunegui, M. V., Alvarado, B. E., Del Ser, T., & Otero, A. *Social networks, social integration, and social engagement determine cognitive decline in community – dwelling Spanish older adults.* The Journals of Gerontology Series B: Psychological Sciences and Social Sciences, 2003, 58 (2), S93 – S100.

28. Gureje, O., Ogunniyi, A., Kola, L., & Abiona, T. *Incidence of and risk factors for dementia in the Ibadan study of aging.* Journal of the American Geriatrics Society, 2011, 59 (5), 869 – 874.

29. Crooks, V. C., Lubben, J., Petitti, D. B., Little, D., & Chiu, V. *Social network, cognitive function, and dementia incidence among elderly women.* American Journal of Public Health, 2008, 98 (7), 1221 – 1227.

30. Amieva, H. , Stoykova, R. , Matharan, F. , Helmer, C. , Antonucci, T. C. , & Dartigues, J. F. *What aspects of social network are protective for dementia? Not the quantity but the quality of social interactions is protective up to 15 years later.* Psychosomatic Medicine, 2010, 72 (9), 905 – 911.

31. Levy BR, Slade MD, Pietrzak RH, Ferrucci L , *Positive age beliefs protect against dementia even among elders with high – risk gene.* PLos one, 2018 , 13 (2): e0191004. https: //doi. org/10. 1371/journal. pone. 0191004.

32. Taniguchij, Y. , Kousa, Y. , Shinkai, S. , Uematsuj, S. , Nagasawa, A. , Aoki, M. , Watanabe, N. . *Increased physical and intellectual activity and changes in cognitive function in elderly dwellers: Lessons from a community – based dementia prevention trial in Suginami.* Ward, Tokyo. Nihon Koshu Eisei Zasshi, 2009, 56 (11), 784 – 794.

33. Akbaraly, T. N. , Portet, F. , Fustinoni, S. , Dartigues, J. F. , Artero, S. , Rouaud, O. , Berr, C. *Leisure activities and the risk of dementia in the elderly: Resultsfrom the Three – City Study.* Neurology, 2009, 73 (11), 854 – 861.

34. Engvig, A. , Fjell, A. M. , Westlye, L. T. , Moberget, T. , Sundseth, Larsen, V. A. , & Walhovd, K. B. *Effects of memory training on cortical thickness in the elderly.* Neuroimage, 2010, 52 (4), 1667 – 1676.

35. Erickson, K. I. , Voss, M. W. , Prakash, R. S. , Basak, C. , Szabo, A. , Chaddock, L. , Kramer, A. F. . *Exercise training increases size of hippocampus and improves memory.* Proceedings of the National Academyof Sciences of the United States of America, 2011 , 108 (7), 3017 – 3022.

36. Sattler, C. , Toro, P. , Schönknecht, P. , & Schröder, J. *Cognitive activity, education and socioeconomic status as preventive factors for mild cognitive im-*

pairment and Alzheimer's disease. Psychiatry Research, 2012, . 196 (1), 90 –95.

37. Wilson, R. S. , Mendes De Leon, C. F. , Barnes, L. L. , Schneider, J. A. , Bienias, J. L. , Evans, D. A. , Bennett, D. A. *Participation in cognitively stimulating activities and risk of incident Alzheimer disease.* JAMA: The Journal of the American Medical Association, 2002, 287 (6), 742 –748.

38. Stern, C. , & Konno, R. . *Physical leisure activities and their role in preventing dementia: A systematic review.* International Journal of Evidence – Based Healthcare, 2009, 7 (4), 270 –282.

39. Suzuki H, Kuraoka M, Yasunaga M, Nonaka K, Sakurai R, Takeuchi R, Murayama Y, Ohba H, Fujiwara Y. *Cognitive intervention through a training program for picture book reading in community – dwelling older adults: a randomized controlled trial.* BMC Geriatr. 2014, 14 (1): 122.

40. Vikranth R. Bejjanki, Ruyuan Zhang, Renjie Li, Alexandre Pouget, C. Shawn Green, Zhong – Lin Lu, and Daphne Bavelier. *Action video game play facilitates the development of better perceptual templates.* PNAS, November 10, 2014; doi: 10. 1073/pnas. 1417056111

41. Johnson, I. , Tillgren, P. , & Hagstromer, M. *Understanding and interpreting the concept of physical activity—a focus group study among Swedish women.* Scandinavian Journal of Public Health, 2009, 37 (1), 20 –27.

42. Krell – Roesch, Janina ; Vemuri, Prashanthi ; Pink, Anna; Roberts, Rosebud O. ; MS; Stokin, Gorazd B. ; Mielke, Michelle M. ; Christianson, Teresa J. H. ; Knopman, David S. ; Petersen, Ronald C. ; Kremers, Walter K. ; Geda, Yonas E. *Association Between Mentally Stimulating Activities in Late Life and the Outcome of Incident Mild Cognitive Impairment, With an Analysis of*

the *APOE* [*epsilon*] 4 Genotype. JAMA Neurology. 2017, 74 (3): 332 –338

43. Yaffe, K., Barnes, D., Nevitt, M., Lui, L. Y., & Covinsky, K. (). *A prospective study of physical activity and cognitive decline in elderly women: Women who walk.* Archives of Internal Medicine, 2001, 161 (14), 1703 –1708.

44. Geda, Y. E., Roberts, R. O., Knopman, D. S., Christianson, T. J., Pankratz, V. S., Ivnik, R. J., Rocca, W. A.. *Physical exercise, aging, and mild cognitive impairment: A population – based study.* Archives of Neurology, 2010, 67 (1), 80 –86.

45. Larson, E. B., Wang, L., Bowen, J. D., McCormick, W. C., Teri, L., Crane, P., & Kukull, W. *Exercise is associated with reduced risk for incident dementia among persons 65 years of age and older.* Annals of Internal Medicine, 2006, 144 (2), 73 –81.

46. Andel, R., Crowe, M., Pedersen, N. L., Fratiglioni, L. Johansson, B., & Gatz, M.. *Physical exercise at midlife and risk of dementia three decades later: A population – based study of Swedish twins.* The Journals of Gerontology Series A: Biological Sciences and Medcal Sciences, 2008, 63 (1), 62 –66.

47. Sumic, A., Michael, Y. L., Carlson, N. E., Howieson, D. B., & Kaye, J. A.. *Physical activity and the risk of dementia in oldest old.* Journal of Aging and Health, 2007, 19 (2), 242 –259.

48. Yerokhin, V., Anderson – Hanley, C., Hogan, M. J., Dunnam, M., Huber, D., Osborne, S., & Shulan, M. *Neuropsychological and neurophysiological effects of strengthening exercise for early dementia: A pilot study.* Aging, Neuropsychological, and Cognition: A Journal on Normal and Dysfunctional Development, 2012, 19 (3), 380 –401.